AF298425

# OBSERVATIONS

## SUR

# LES EAUX

## THERMALES

## DE D'ACQS,

OU L'ON DONNE UNE IDÉE juste de leur Nature & de leurs Propriétés.

*Par Mr.* D U F A U, *Docteur en Médécine, Conseiller, Médécin Ordinaire du Roy, Membre de l'Académie de Bordeaux.*

M. DCC. LIX.

# AVERTISSEMENT

## *Sur les motifs de cet Ouvrage.*

LE nombre prodigieux de Sources minérales qui coulent dans l'enceinte & dans le voisinage de la Ville d'Acqs, est sans doute bien remarquable. J'ai voyagé pendant plusieurs années en France, en Espagne, & en Italie ; mais je n'ai remarqué nulle part, excepté dans la Ville de Naples & aux environs, une abondance & une varieté aussi merveilleuse dans ce genre. Ce rapport cependant n'est pas le seul que ces deux Villes, si différentes d'ailleurs, ont entre elles. Les Eaux salutaires dont elles abondent l'une & l'autre, ont été négligées pendant longtems à Naples comme à d'Acqs : & les Auteurs qui ont écrit dans ces deux Villes, également négligens ou peu attentifs sur le mérite & les proprie-

tés de ces Eaux , ont gardé pendant plusieurs siécles un silence profond à leur
égard. Si celles de Naples ont cet avantage sur les nôtres, d'avoir été tirées plûtôt de l'obscurité où elles étoient ense-
velies , c'est à la vigilence d'un Viceroi
Espagnol qu'on en a l'obligation. On
trouve en effet à la sortie de cette fa-
meuse Capitale & à l'entrée de la Gro-
te * une Inscription Latine sur une Table de Marbre , qui contient une longue
énumeration des différentes Eaux minérales de ces Contrées , avec une des-
cription fort étenduë de leurs qualités
& de leurs vertus.

Le Viceroi Espagnol , auteur de cette
Inscription, fait observer , qu'ayant trou-
vé les Fontaines , qui recevoient ces
Eaux , détruites & presque oubliées par
l'incurie des hommes , dit-il , & par l'envie des Medécins , *hominum incuriâ , Me-*

---

* Cette Grotte est un chemin creusé sous la Montagne de Pausilypo , au moyen duquel on passe de plein
pied de Naples à Pouznole *Puteoli.* On voit encore le
Tombeau de Virgile sur cette Montagne , à l'entrée
de la Grotte.

*dicorum invidiâ* ; il n'avoit épargné ni
foins ni dépenſes, ſoit pour les rétablir,
& les pourvoir de commodités néceſſaires ; ſoit pour en faire examiner & reconnoître les proprietés, afin de ne pas
laiſſer plus longtems inutiles ces pré-
cieux tréſors de ſanté, que la Providen-
ce offroit ſi libéralement aux Habitans
de ce Royaume.

On pourroit preſque faire aux Habitans de cette Ville le même reproche
que ce Viceroi bienfaiſant faiſoit au-
trefois à ceux de Naples. Nos Eaux minerales, qui ſont ſi remarquables par
leur abondance, par leur varieté, &
par leurs vertus, ſont, non-ſeulement
négligées, mais preſque inconnues, comme l'étoient alors celles-là ; en effet, il
y a un grand nombre de Sources minerales, aux environs de cette Ville, qui
ne ſont connues que des gens qui les
ont ſous les yeux ; ceux-ci même n'y
connoiſſent rien de plus, ſinon, qu'elles
ſont minérales, extraordinaires, & qu'-
elles doivent avoir quelque proprieté ;

d'où vient qu'ils en abuſent ſouvent à
leur préjudice, en les employant pour
les maladies auſquelles elles ſont plus
pernicieuſes que ſalutaires. Un Habitant
de Sort, à une lieuë & demi de cette
Ville, ayant une douleur de rhumatiſ-
me à une de ſes extrêmités inférieures,
fut baigner ſa partie malade dans une
ſource d'Eau minerale, qui coule dans
ce Village. Il avoit oui dire que les
Eaux de Dax ſoulageoient ces ſortes
de maux, & il crut bonnement que toutes les Eaux, qui avoient quelque choſe d'extraordinaire, devoient avoir la
même vertu. Cette ſource eſt froide &
vitriolée, & fit, par ces deux moyens,
l'effet d'un puiſſant repercuſſif. La fiévre le ſaiſit, une fluxion de poitrine,
une toux violente, une ſuffocation preſ,
que continuelle, des emphiſemes aux
genoux, l'hydropiſie enfin furent les
malheureux fruits de cette erreur.

Cet exemple ſuffit pour faire ſentir
l'inconvénient qu'il y a de négliger l'e-
xamen des Eaux minerales; car l'igno-

rance de leur proprietés fait qu'on demeure privé d'un bon secours dans plusieurs occasions, & qu'on est exposé à voir quelquefois un remede salutaire changé en un poison dangereux.

Tel est effectivement le cas où l'on se trouve dans ce Pays, à l'égard d'un nombre presque infini de ces Eaux. Celles même qui sont le plus connues, ne le sont que très-imparfaitement.

Mais le soin, il faut l'avouer, de construire des Fontaines, d'établir des commodités, de faire éprouver & reconnoître les qualités d'une quantité si prodigieuse de Sources minerales, s'il convient parfaitement à un Viceroi plein de zéle pour l'utilité publique, n'est pas également à la portée de tous les particuliers. Il est néanmoins des personnes, qui par leurs différens états, doivent contribuer en différentes manieres à procurer ces avantages ; mais les Médécins plus étroitement obligés de s'appliquer à la recherche de moyens propres à soulager les hommes, & gé-

néralement à la gloire & à l'avance-
ment de la Médécine , ne sçauroient négliger cette partie , sans encourir à juste
titre le blâme , ou d'envier à leur pays
la découverte d'un secours, qui , en fa-
cilitant la guérison des maladies , rendroit leur ministere moins nécessaire ,
ou d'avoir lâchement preferé une indo-
lente & molle oisiveté à l'honnête oc-
cupation de ménager les biens de la
Patrie.

C'est pour éviter ce réproche , & mé-
riter autant qu'il dépend de moi , la
confiance de mes concitoyens , que je
me suis proposé de consacrer le peu de
loisir, dont je puis disposer , à étudier
soigneusement la nature de ces Eaux, à
examiner attentivement leurs effets ,
pour en reconnoître plus positivement
les proprietés , & me mettre par ce
moyen, autant qu'il est possible , en état
de les employer avec succès & avec su-
reté.

Je compris bientôt que mon travail
deviendroit plus utile, si je pouvois par-

venir à le mettre en état d'être communiqué au public ; je me déterminai dans cette vûe à mettre en ordre les matériaux que j'avois sur les Eaux de d'Acqs, ausquelles je donnai la préférence, comme étant les plus importantes.

Le témoignage que je me suis rendu d'être peu versé dans l'art d'écrire, me tenoit, à la vérité, dans une espéce d'irrésolution, qui a suspendu quelque tems mon entreprise : mais j'ai enfin surmonté cette délicatesse quelque bien fondée qu'elle fut, par la considération qu'il n'en est pas de cette entreprise comme des ouvrages purement d'esprit, qui doivent briller par la beauté des pensées, & par la pureté des expressions ; c'est ici un ouvrage de Phisique & de Médécine, dont le mérite principal doit consister dans la vérité des faits, & dans la solidité des raisons.

Mais cet objet n'est pas moins difficile à exécuter que le premier ; car quelle étendue de lumieres, quelle varieté de connoissances ne faut-il pas pour le remplir dignement ? Cette réfléxion m'arrêtoit aussi, je me défiois avec raison de mes forces ; pour lever mes doutes, je pris la liberté d'adresser mon Memoire à l'Académie de Bordeaux, ne connoissant pas de Tribunal plus compétent sur ces matieres ; bien résolu de me regler sur le témoignage des Savans qui la composent. L'approbation dont cette illustre Compagnie honora cet Ouvrage, & l'honneur qu'elle me fit à cette occasion, de m'agreger au nombre de ses Correspondans, fixa mon irrésolution, & m'encouragea à lui faire courir le hazard de l'impression.

Je n'ignorois pas combien ce danger est grand, aujourd'hui sur tout que le gout des Lecteurs est si délicat & si épuré ; mais j'esperois que les Savans, dont le cœur est bien placé, excuseroient les imperfections de cet ouvrage, en considération de l'utilité du dessein, & que bien loin de faire usage de leurs talens, pour déourager les Auteurs de semblables projets, ils voudroient bien contribuer à les perfectionner , en communiquant les remarques qu'on leur auroit donné occafion de faire.

Je n'ai pas été trompé dans mes efpérances : * en effet, depuis 1746 , que je publiai un effai fur ces Eaux , j'ai eu la fatisfaction de recevoir des applaudiffemens des principaux Médécins de la Province ; l'Auteur du Dictionnaire Univerfel de Médécine l'a même jugé digne d'être inferé , prefque en entier , dans ce vafte recueil ; & lorfqu'on a fçu que je travaillois de nouveau fur ces Eaux , plufieurs Médécins des plus renommés ont bien voulu me communiquer les obfervations qu'ils avoient faites , touchant les proprietés de ces Eaux & me permettre d'en orner mon Ou-

* C'eft depuis en 1749, que M. Bergeron, le premier des Médécins du Bearn , par fon âge & par fon mérite , publia fa Lettre fur les Eaux de Gan ; & en 1750. que Mr. Labaig, qui a marché fi dignement fur les traces de Mr. Bergeron, donna fes Differtations fur les Eaux de Bagneres., de Barege, de Cauterés , &c. aufquelles nous avons l'obligation de connoître la vraye nature de ces Eaux importantes.

vrage ; je sens combien des témoignages si respectables doivent lui donner
de poids, & je profite avec plaisir de
cette occasion pour leur en témoigner
reconnoissance.

# OBSERVATIONS

## SUR

# LES EAUX

## THERMALES

## DE D'ACQS.

PArmi les principaux devoirs qu'Hippocrate, ce fage Fondateur de la Médécine, impofe à ceux qui fe confacrent à l'exercice de cette Profeffion, il leur recommande d'examiner & de reconnoître foigneufement la nature & les propriétés des Eaux qui coulent dans leur Païs. Pour fentir l'importance de cette obligation, il fuffit de confiderer les avantages infinis que les hommes retirent de cette liqueur, auffi précieufe que commune, foit pour l'entretien de la vie & la confervation de la fanté, foit pour la guerifon des maladies.

Mais ce devoir général & commun à tous les Médécins, oblige bien plus étroitement ceux qui, comme moi, se trouvent environnés de sources minerales, aussi négligées jusqu'à présent, que merveilleuses par leur abondance, leurs propriétés & leurs usages. Telles sont les Eaux de d'Acqs : & tels sont les motifs qui m'ont engagé à travailler à la recherche des principes qui entrent dans leur composition, afin que reconnoissant leur nature & leurs propriétés, on puisse en régler l'usage d'une maniere plus utile & plus assurée.

Dans la rélation que j'entreprends des qualités de ces Eaux, je n'entrerai pas cependant dans le détail de ce nombre prodigieux de sources thermales, qui se trouvent en plusieurs lieux dans la Ville & au dehors. Cela seroit d'autant plus inutile, que vraisemblablement elles ont toutes la même origine, & que certainement elles ne différent entre elles que par le dégré plus ou moins grand de chaleur : cette différence d'ailleurs est purement accidentelle, & ne dépend que de l'abondance plus ou moins grande de ces sources. On sent assez qu'une grande quantité d'Eau, considérablement échauffée, en traversant des canaux fort étendus, peut leur communiquer une partie de sa chaleur, & en conserver encore beaucoup ; au lieu qu'une petite portion de cette même Eau, en parcourant les mêmes espaces, se dépouillera de la plus grande partie de la sienne, par la même raison, qu'un grand vase rempli d'Eau bouillante, conserve plus long-tems sa chaleur, qu'un autre beaucoup moindre.

Au sortir de la Ville vers l'Ouest, on trouve sur le bord de la Riviere une belle allée d'Ormeaux, qui conduit aux Bains de d'Acqs, qu'on appelle communément les Baignots.

C'est là que les malades trouvent une ressource assurée contre un nombre d'infirmités, qui resistent aux remedes de toute autre espéce; ils y trouvent un logement commode; & c'est dans la cour même du bâtiment, que sont quatre Bassins bien murés & voutés, dont les sources ont chacune un dégré de chaleur & d'activité différent; ce qui les rend naturellement proportionnées aux diverses constitutions, aux divers âges, & aux différentes situations des malades. On est d'ailleurs assuré de trouver dans ce lieu tous les ustenciles nécessaires, ensorte qu'on n'a besoin d'y porter aucune sorte de meuble, & le voisinage de la Ville procure journellement toutes les provisions qu'on peut desirer avec la même facilité que si on logeoit dans la Ville même; l'attention du Propriétaire de ces Bains, s'est même étendu jusqu'à y fonder une Chapelle pour les malades, qui ne peuvent, ou qui ne veulent pas entrer en Ville.

A l'un des Bassins aboutissent deux sources d'un dégré d'activité bien différent; l'une, est si temperée, qu'elle constitue un Bain délicieux. Le 30 Janvier 1753, à trois heures après-midi, le tems étant fort serein, & le Soleil fort chaud, le Thermomêtre de Reaumur étant au sixiéme dégré, c'est-à-dire, un dégré au-dessous du terme marqué pour la gelée blanche, la chaleur de cette source le fit monter au vingt-uniéme dégré, six dégrés au-dessous du terme marqué, pour la chaleur du sang humain. Et le 23 Septembre 1756, il monta au vingt-cinquiéme dégré, quatre dégrés plus haut qu'en 1753. Ce Bain est d'une utilité infinie, dans les occasions où il faut seulement humecter, ramolir & temperer. Les Médécins expérimentés dans ces sortes de matieres, comprendront aisément de quelle importance peut être un Bain de cette espéce dans une infinité d'occasions ; on l'employe, par exemple, avec beaucoup de succès, lorsqu'après l'usage des Bains plus animés, les malades se trouvent échauffés : deux ou trois de ces Bains, rendent infailliblement au sang le calme & la tranquillité naturelle.

La seconde source qui aboutit à ce Bassin, est contenue contre une face du Bassin même, par une bonne cloison de massonnerie, & elle y communique par le moyen d'un Robinet. La chaleur de cette Eau est naturellement trop vive pour être employée telle qu'elle est, puisqu'elle a fait monter la chaleur du Thermomêtre, aux jours indiqués, au cinquante-sixiéme & au cinquante-neuviéme dégré.

Mais elle procure l'avantage de pouvoir donner à ce Bain le dégré d'activité qu'on peut souhaiter; il n'est besoin pour cela que d'y introduire, en ouvrant le Robinet, une quantité d'Eau, proportionnée au dégré de chaleur qu'on se propose.

Au fond de la cour, sur la droite, se trouve un autre Bassin. La chaleur de cette source mesurée au même Thermomètre le même jour, étoit au vingt-huitième (*) dégré; il n'est presque point de malades qui ne supportent très-aisément la chaleur de ce Bain, qui procure des sueurs abondantes & faciles.

Près de ce Bassin est une autre source, à-peu-près du même dégré de chaleur; elle est contenue dans une Fontaine, en forme de Puits, & elle sert uniquement aux usages intérieurs.

Les Eaux de toutes ces sources sont très-claires, très-limpides, & parfaitement bien

(*) Notez que les dégrés de chaleur varient assez considérablement, à l'occasion du changement des saisons, comme on a pu le remarquer déjà. De plus, en 1746, j'avois observé que la chaleur, qui le 30 Janvier 1753, n'étoit que de 28 dégrés, étoit alors de 31 dégré. Je soupçonne que la différence que j'ai observée en 1753, doit-être attribuée au grand froid & aux fortes gelées qu'il faisoit depuis huit jours; attendu que mes premieres Observations avoient été faites sur la fin du Printems, & par un tems fort-doux. Il n'est pas, en effet, surprenant que la diverse temperature des saisons influe sur des Eaux contenues dans des Bassins, quoiqu'exactement fermés.

B

garanties, contre tout ce qui pourroit en al-
terer la pureté ou la propriété ; elles font dans
leur état naturel plus légéres que l'Eau commune ; il eſt vrai, qu'on leur voit perdre cette
prérogative, à meſure qu'elles ſe refroidiſ-
ſent ; c'eſt-à-dire, à meſure que leurs parties
ſpiritueuſes s'évaporent.

A l'autre extrêmité de la cour, ſe trouve
un troiſiéme Baſſin, plus vaſte que les précédens, & ſéparé par quelques cloiſons ; c'eſt là
que ſe trouvent ces boues, qui font des effets
ſi admirables & ſi ſalutaires, ainſi qu'on l'ob-
ſervera dans la ſuite de ce Mémoire. Le creux
qui les produit & les contient, eſt très-pro-
fond ; j'y ai vu enfoncer une perche de pluſieurs toiſes, ſans en trouver le fond. Le dégré
de leur chaleur eſt différend, & elle augmente
à meſure qu'on les puiſe plus avant dans la
profondeur ; à un pied, elle étoit de 41 en
1746, en 1753 & en 1756, enſorte qu'il n'y
a pas eu de variété à l'égard des Boues, comme j'en ai remarqué à l'égard des Eaux. Mais
bien loin que la chaleur exceſſive de ces Boües
ſoit un inconvenient, c'eſt au contraire un
avantage, parce qu'on ne plonge jamais les
parties malades dans le Baſſin ; on a pour cet
uſage des vaſes de toute eſpéce, très-commo-
des pour les différentes parties du corps ; &
tandis qu'on garnit ces vaſes de la quantité
de Boües néceſſaires pour la partie malade,
elles perdent ce qu'elles peuvent avoir d'ex-

reſſif dans leur chaleur ; après quoi, on en-
tretient la chaleur convenable, en appliquant
de nouvelles Boües, lorſqu'il eſt beſoin.

Outre les Bains dont on vient de parler,
on trouve dans la Ville une Fontaine Thermale, qu'on appelle communément la Fon-
taine-Chaude; elle eſt ſituée à l'extrêmité de
la Ville, vers le Nord, à cent pas ou environ
de la Riviere, dans laquelle elle va ſe dégorger par un Ruiſſeau, qui paſſe ſous les murs
du rempart. Le Baſſin de cette Fontaine eſt
vaſte, preſque quarré ; & a environ 40 pieds
de diamêtre : on y retient aujourd'hui de 7 à
8 pieds d'Eau, au moyen d'une pelle, qui
ferme la défuite ; quand on leve cette pelle,
le Baſſin ſe vuide, à la reſerve de l'endroit où
ſont les ſources, deſquelles on approche par
ce moyen de fort près.

On voit à côté du Baſſin de cette Fontaine, vers l'Oueſt, une petite place, où l'on
avoit pratiqué des bains, dans leſquels on in-
troduiſoit l'Eau, ſelon le beſoin, par le moyen
des tuyaux qui l'y conduiſoit, afin de lui laiſ-
fer perdre dans ces Reſervoirs particuliers,
une partie de ſa chaleur, qui eſt exceſſive.
Ces Bains ont été négligés, parce que n'étant
pas accompagnés de logemens propres à recevoir les étrangers, ceux-ci ont donné la
préférence à ceux des Baignots, qui ſont hors
Ville, & fort bien aſſortis de toutes les commodités néceſſaires pour loger les malades.

Par là, le petit bâtiment qui les contenoit, se trouvant peu fréquenté, n'a pas fourni, sans doute, aux frais de l'entretien ; de façon, qu'après avoir été long-tems négligé, on l'a détruit de maniere qu'il n'en reste plus de vestige.

On avoit cru pendant long-tems, sur la foi d'une tradition populaire, que la source de cette Fontaine étoit un gouffre d'une profondeur immense, dans lequel on avoit, disoit-on, épuisé toutes les cordes du Païs, sans trouver le fonds. Mr. de Secondat ayant eu occasion de passer dans cette Ville, il y a quelques années, & ayant examiné cette Fontaine, avec toute l'attention d'un Philosophe, nous desabusa de cette erreur. Il fut averé, par le témoignage des yeux mêmes, que l'Eau de cette Fontaine jaillit à travers un terrein assez ferme, par un nombre infini de sources, qu'on voit bouillonner sensiblement. On fut encore plus précisément convaincu de cette vérité, par le moyen d'une masse de plomb, que ce curieux & savant Philosophe fit plonger en différens lieux de la source ; & il fut démontré que la profondeur de ce prétendu gouffre n'alloit pas à 4 toises.

Cette Fontaine, considerée simplement par ses qualités exterieures & sensibles, je veux dire, la prodigieuse abondance de ces Eaux, & le dégré excessif de leur chaleur, qui surpasse infiniment celui des Eaux thermales or-

dinaires, a toujours excité l'admiration des hommes : Pour donner une idée de l'abondance de cette source, il suffit de rapporter ce que Mr. de Secondat en a dit dans ses observations de Phisique. " Je mesurai, dit-il, la
,, surface du fond de tout le Bassin, qui se
,, trouve de 4348 pieds quarrés ; je fis fermer
,, exactement tous les canaux & tous les troux
,, par lesquels l'Eau pouvoit s'échaper : après
,, qu'elle se fut élévée à une certaine hau-
,, teur, j'observai de combien de lignes elle
,, s'élevoit au-dessus de cette hauteur, dans
,, un tems déterminai, je trouvai qu'elle monta
,, de 19 lignes en 15 minutes ; ainsi le solide
,, d'Eau fourni par la source durant ce tems,
,, fut de 543 pieds cubiques, ce qui revient
,, à près d'un tonneau & demi par minute.

La quantité de ces Eaux n'augmente jamais, ni ne décroit ; les seichereffes les plus extrêmes, comme les pluyes les plus abondantes, & le plus long-tems continuées, n'y ont jamais apporté de changement sensible. Ce qui prouve incontestablement que le principe de ces sources est extrêmément profond, & qu'il n'a aucun rapport immédiat avec les différens accidens des saisons, qui causent si souvent tant de variation dans les sources ordinaires.

Ce fait est encore confirmé par le dégré de chaleur, qui est toujours à-peu-près le même, & qui n'est jamais alteré par les pluyes, quelques continuelles qu'elles soient ; ce qui devroit cependant arriver, si elles avoient quelque communication avec ces sources.

Le seul inconvenient qui peut porter de l'altération à ces Eaux, & qui en effet les altére quelque fois, c'est le réfoulement de celles de la Riviére débordée, qui, se mêlant avec celles des Fontaines, troublent & les corrompent pour peu de jours. Mais ces accidents sont rares, puisqu'ils n'arrivent jamais qu'à l'occasion d'une fonte considérable de neige: d'ailleurs, la Riviére n'est pas plutôt retirée, que les Fontaines par l'abondance des sources, se renouvellent & reprenent toute leur pureté.

L'Eau du grand Bassin ou de la Fontaine chaude que nous avons dit être dans la Ville, est au même dégré de chaleur, que la plus chaude des Baignots que nous avons observé monter au 56 & 59me dégré. Cette chaleur la rend très-utile aux habitans de la Ville, qui s'en servent à mille usages différents.

Les Eaux des Baignots qui sont les seules aujourd'hui dont on fasse usage, contiennent en premier lieu cet esprit mineral, elastique, volatille aërien, que le Célébre *Frédéric Hoffman*, cet ingénieux Scrutateur de la nature des Eaux minerales, a démontré faire l'ame, pour ainsi dire, des véritables Eaux minerales. Cet esprit se manifeste sensiblement dèsqu'on approche de ces sources, par l'odeur nidoreuse qui frappe l'odorat, & par les rapports & les

vents chargés de la même odeur, que rendent
les personnes qui boivent ces Eaux bien chaudes. Il est vrai que cette partie spiritueuse
s'évapore aisément, par rapport à la chaleur
considérable de ces Eaux : & c'est pour cette
raison que les personnes qui veulent les prendre intérieurement, doivent les avaler au sortir
de le source, & les plus chaudes qu'il est possible.

Il est vrai que cette matiére spiritueuse, si
essentielle aux Eaux minérales, & de laquelle
dépendent les principales propriétés, se trouve mieux conservée dans les Bassins des Baignots depuis qu'on a eu soin de les voûter ,
& d'en racommoder les murs depuis le fondement ; d'ailleurs, cette matiére étherée se trouve en quelque maniere compensée par la fi-
nesse & la légereté de ces Eaux, qui ont presque acquis la délicatesse & la subtilité des es-
prits par la rarefaction violente, & la tritu-
ration long-tems continuée qu'elles souffrent
en circulant dans les entrailles de la terre, où
elles sont exposées à toute l'ardeur des feux
souterrains.

Si l'on verse de la teinture bluë de viole-
tes, par exemple, sur ces Eaux bien chaudes, & immédiatement après les avoir pui-
fées dans le Bassin, elles contractent une couleur
verte, peu sensible à la vérité & de peu de
durée : ce qui prouve néanmoins qu'elles participent encore de cette partie spiritueuse alka-

line qu'on remarque d'après l'Illustre *Frédéric Hoffman* que nous avons déjà cité dans les Eaux minérales les plus éficaces & les plus salutaires ; mais par rapport à la chaleur excessive de celles-ci, cette partie volatille s'échape bien-tôt dans les airs, dèsque les Eaux sont tirées de leur source.

De plus, si sur ces Eaux, qui naturellement sont fort claires & fort transparantes ; on verse de l'huile de Tartre par défaillance, elles se troublent & blanchissent aussi-tôt, avec cette circonstance, que si l'eau est chaude & récemment puisée, la partie supérieure de l'Eau dans le vase, à la profondeur de trois lignes ou environ, est plus blanche & plus laiteuse que l'inférieure ; & si elle est froide, au contraire elle paroît plus claire & moins blanche au haut du vase qu'au fond : cela vient sans doute de ce que les particules ignées, les parties spiritueuses & les aqueuses les plus mobiles & les plus agitées tendant vers la surface pour s'évaporer, soutiennent par cet effort, les parties terreuses au haut du vase ; au lieu, que dans l'Eau froide, ces corps plus pesans que l'Eau en égal volume, n'étant pas soutenus, gagnent le fond, & se précipitent par leur propre poids. Cette expérience prouve assez la présence d'une partie terreuse très-fine & très-déliée dans ces Eaux. Mais nous en verrons encore d'autres preuves.

Les Noix de Gales en poudre mêlées avec

ces

ces Eaux n'y caùfent pas plus de changement que dans l'eau commune : ce qui prouve évidemment qu'elles ne participent point du fer, & qu'elles ne contiennent aucune efpéce de Vitriol.

La diffolution d'argent faite avec l'eau forte, les trouble & les rend blanchatres ; la diffolution du Mercure par le même menftruë, les blanchit également, ainfi que celle du fublimé Corrofif.

Si l'on méfure leur gravité au moyen de l'hydrometre lorfqu'elles font encore chaudes & au fortir du Baffin, elles paroiffent beaucoup plus légeres que l'eau commune, comme nous l'avons déjà obfervé ; car dans les Eaux bien chaudes, l'inftrument defcend d'une ligne & demi plus que dans l'eau commune. Mais dèfquelles font refroidies, elles ne diffèrent en rien à cet égard, d'où l'on doit naturellement conclure que la légereté extraordinaire de ces Eaux eft dûë à la partie ætherée qu'elles contiennent, auffi-bien qu'à fes parties extrêmement fines & déliées, puifqu'elles perdent cette propriété à mefure que ces parties fe diffipent dans les airs. Ce qui fait voir combien ces Eaux doivent être foigneufement contenues, & combien elles doivent avoir gagné par le foin qu'on s'eft donné d'en clorre exactement les Baffins.

Ces Eaux mêlées avec le Lait ne le caillent point ; au contraire, il femble qu'il devient plus fluide, foit qu'elles foient chaudes, foit qu'elles foient froides ; elles font fur cette liqueur le même effet. Elles coagulent un peu le blanc d'œuf, pourvu qu'elles ayent toute leur chaleur naturelle, & lui font prendre une couleur plus blanche, & perdre un peu de fa tranfparance. Elles font le même effet fur la lymphe du fang, mais d'une maniere moins fenfible & moins prompte.

Si on laiffe une piéce d'argent dans ces Eaux pendant long-tems, elle contracte une couleur plombée, mais ce ne fera qu'à la longue & après plufieurs jours.

Pour connoître plus précifément les différentes parties minérales fines qui entrent dans la compofition des Eaux des Baignots, j'en ai fait évaporer à petit feu 22 livres, jufqu'à environ huit onces de rendu, que je filtrai à travers le papier gris, fur lequel je ramaffai après l'avoir fait feicher, une dragme de terre blanche très-fine, la liqueur filtrée étoit claire & falée, je la fis évaporer de nouveau jufqu'à ficcité ; il me refta une maffe terreufe, faline & amere, qui étant diffoute dans de l'eau de pluye, filtrée par le papier gris, laiffa encore fur le filtre demi dragme de terre plus blanche que la premiere. Et la liqueur évaporée pour la troifiéme fois diffoute & filtrée dépofa encore de la terre fur le papier brouillard, fans qu'il me fut poffible d'avoir un fel pur & diaphane par le moyen de toutes ces opérations: Ce qui me détermina à dépofer la derniere liqueur

filtrée, qui à cela près qu'elle avoit une couleur tirant fur la paille, étoit parfaitement
claire & tranfparante dans un verre pour la
laiffer evaporer infenfiblement dans la vuë
d'avoir des criftaux, qui par leur figure, leur
faveur & leurs autres qualités, me ferviffent
à découvrir la nature de ce fel. Il fe forma
à la longue quelques criftaux fi petits & d'une
figure fi irréguliére, qu'il me fut impoffible de
la déterminer à la premiere épreuve; mais
ayant réiteré le procédé, & m'étant fervi d'un
bon microfcope, je remarquai une quantité
de criftaux longs comme des éguilles, mais
à plufieurs angles, & dont la plupart paroif-
foient tronqués par une, quelquefois par les
deux extrêmités, quelques-uns par le milieu;
d'autres fembloient s'être colés enfemblé par
leurs côtés oppofés; d'autres enfin fe croifôient
& préfentoient un nombre infini de rayons
qui partoient d'un centre. Ils avoient un goût
falé, amer, ce qui joint avec leur figure, dé-
notoient un fel de l'efpéce du fel d'Epfon.

Je verfai la liqueur qui reftoit fur une af-
fiette, & je l'expofai à l'ardeur du Soleil; dans
moins de trois heures, j'eus par ce moyen un
grand nombre de Criftaux parfaitement cubes;
mais dont les plus grands avoient tout au plus
demi ligne de diamêtre: on y remarquoit très-
fenfiblement l'arrangement des parties qui les
formoient; il paroiffoit un point dans le centre, d'où partoient quatre petites lignes, qui

ſe terminoient aux angles préciſément ; enſorte qu'on diſtinguoit dans ces petits quarrés, deux lignes qui les partageoint en quatre triangles égaux. Outre ces portions de
ſel ainſi figurées, il y en avoit une partie qui
s'étoit condenſée, ſans prendre de figure ré-
guliere & déterminée à la vûe ; mais au moyen
du Microſcope, on y remarquoit un amas un
peu confus des Criſtaux longs & angulaires,
que j'ai décrit ci-devant.

Ce ſel eſt pour la plûpart un véritable ſel
marin : toute la partie criſtalliſée en cubes,
petilloit ſur le feu, elle avoit un goût ſalé ; &
au moyen de quelques goutes d'huile de vitriol, elle répandoit une vapeur blanche tranſ-
parante, qui ne peut être autre choſe que l'eſprit de ce ſel.

Mr. de Secondat n'a pas obſervé ce ſel.
Voici comme il s'explique à ce ſujet. " M.
„ D. Médécin de la Ville de d'Acqs, dit-il,
„ qui vient de publier un très-bon ouvrage,
„ ſur la propriété de ces Eaux, aſſure en
„ avoir retiré du ſel marin par l'évaporation :
„ les Criſtaux dont je parle n'ont ni la figure,
„ ni le goût du ſel marin, & ne petillent
„ point ſur le feu, ce qui eſt un caractere de
„ ce ſel. J'aurois fort ſouhaité de me trouver
„ d'accord en tout avec un Auteur ſi eſti-
„ mable. „ Voyez la page 21 de ſes Obſervations. Je ſens tout ce que je dois dans cette
occaſion à la politeſſe de ce Savant. Et je me

ferois certainement un honneur, tout comme
un devoir, de me retracter, s'il y avoit de
l'erreur dans mon Obfervation ; mais ayant
réïteré mes épreuves cet Eté dernier, je me
fuis encore plus furement convaincu de la réa-
lité de ce fel ; fi Mr. de Secondat ne l'a pas
remarqué , c'eft qu'il n'a pas fuivi le même
procédé. Le fel marin ne fe criftalife bien que
par le moyen d'une évaporation lente , comme celle qui fe fait au Soleil, il fe diffout au
contraire dans les lieux frais , où les autres
fels fe criftallifent. Il y a tout lieu de penfer
que c'eft ce fel marin , qui donna aux Criftaux
que cet Auteur a remarqué, la forme d'une
piramide quadrangulaire, tronquée par le bout;
& que c'eft ce même fel qui faifoit que fon
refidu falé , après avoir pouffé l'évaporation
jufqu'au bout, s'humectoit aifément à l'air.

Mais la partie qui s'étoit condenfée, fans
prendre de figure bien remarquable par le fecours des yeux feuls , outre qu'elle avoit un
goût peu falé & légérement amer, ne pétil-
loit point fur les charbons ardens ; elle s'y at-
tachoit au contraire, & s'y convertiffoit en
une fubftance noire & infipide , après avoir
bouillonné quelque-tems ; ce qui confirme ce
que nous avons déjà avancé touchant la nature de ce fel , en parlant des Criftaux longs
& à plufieurs faces.

Il y a cependant lieu de conjecturer que ces
fels font moins parfaits, moins achevés que

les sels ordinaires de cette espéce ; ce qui autorise cette conjecture, c'est qu'ils se décomposent plus aisément : Car il est vraisemblable que toute cette portion de terre très-fine & très-blanche, que nous avons retiré de ces Eaux, étoit la base d'un sel de cette espéce, & la matrice d'un acide qui lui donnoit la forme saline : d'où vient qu'elle étoit répandue dans l'Eau, sans en troubler la transparence, jusqu'au moyen d'un alkali plus puissant, on lui enleve l'acide ; ou que par une longue ébullition, on rompt les liens qui les unissoien foiblement.

On n'ignore pas que tous les sels, même les plus parfaits, se décomposent par une ébullition souvent réïterée, mais non pas si promptement. Au reste, cette imperfection dans la nature de ces sels, bien loin de les rendre moins utiles, est au contraire un titre de bonté pour ces Eaux, puisque cela les rend plus doux, plus benins, & moins irritans.

Et c'est là peut-être une des raisons pour lesquelles il est si difficile d'imiter les Eaux minerales : car quoiqu'il ne soit rien de si aisé que de communiquer à l'Eau une certaine portion de ces sels ; cela ne suffit pas pour lui donner les propriétés, qu'elles doivent à ce sel particulier, dont la nature les munit elle-même ; lequel, n'étant encore pour ainsi dire qu'un demi-sel, anime doucement, & excite paisiblement les Parties nerveuses des organes, que les sels plus parfaits irriteroient violemment, & porteroient à des contractions forcées, incommodes, spasmodiques.

Il y a bien des personnes qui se persuadent que ces Eaux contiennent du souffre, mais il est démontré, par toutes les épreuves qui pourroient l'y décéler, quelque caché qu'il fut, s'il y en avoit, qu'elles n'en contiennent pas la plus petite partie. Il n'est certainement rien de plus aisé, pour quiconque a quelque connoissance de la Chimie, que de s'assurer de cette vérité : car ou ce souffre seroit en substance, & simpl ement réduit en particules extrèmement fin es, ou bien il seroit dissous par quelque alkali. Dans le premier cas la chaleur l'éleveroit, & on en trouveroit quelque partie sublimée en fleurs contre les murs & les voutes qui les renferment, comme il arrive au bain de César à Aix-la-Chapelle ; ou bien le seul repos, ou du moins l'évaporation le feroit précipiter au fonds des vases. Et dans le second cas on le sépareroit infailliblement par l'addition de quelque acide.

Les Auteurs qui prétendent, à quelque prix que ce soit, trouver du souffre dans les Eaux thermales, se fondent principalement sur leur odeur, qu'on appelle vulgairement de souffre, & sur la couleur noire, tirant sur le jaune ou le rouge, qu'elles donnent à l'argent : mais les œufs durcis sous la braise, n'ont-ils pas la même odeur & le même gout, & ne font-il pas aussi le même effet sur l'argent; cependant, dira-t-on qu'il y a du souffre dans les œufs ? Dira-t-on qu'il y en a dans les matieres fecales, dans les substances animales & végetales pourries, qui contractent la même odeur, & qui font la même impression sur l'argent ? Dira-t-on qu'il y en a dans l'Eau de la mer, au fonds de laquelle l'argent prend une couleur de plomb presque ineffaçable ? Témoin les Piastres qu'on en a retiré devant Vigo, les Galions qui y coulerent à fonds, il y a 56 ans.

Cela seul fait assez voir, je pense, combien la plupart des Ecrivains sur ces matieres s'abusent, lorsque pour faire plus d'honneur à leurs Eaux, ils leur attribuent une portion de souffre qu'elles n'ont pas, & qui d'ailleurs y seroit souvent inutile, & quelquefois nuisible. Le souffre, en effet, rendroit les Eaux plus dures, plus desséchantes, plus échauffantes; moins propres par conséquent à humecter, à ramolir, à relâcher & à détendre ; & par-là inutiles, ou dangereuses, dans une infinité de maladies, où ces indications font les seules, ou les principales qu'on ait à remplir.

Il paroît par ce que nous venons de dire, que les Eaux des Baignots contiennent. 1°. Une partie spiritueuse, aërienne, élastique bitumineuse très-subtile. 2°. Une modique portion de Sel fort doux & fort benin, compoſé en partie d'un acide marin, & en partie d'un acide vitriolique leger, qui abandonne à la plus petite occaſion la Terre abſorbante ou alkaline très-fine, qui lui ſert de baſe, ou de matrice.

On comprend aiſément que les Eaux doivent la principale partie de leur mérite à la préſence de cette ſubſtance æthérée, qui, pénétrant avec une facilité extrême toutes les Parties, favoriſe l'introduction & le partage de l'Eau, lui ſervant pour ainſi dire de véhicule, comme celle-ci en ſert à d'autres ſubſtances moins fines. De-là les principaux avantages que procurent les Eaux minérales, comme de parcourir toutes les routes des liqueurs, juſqu'aux tuyaux capillaires les plus petits, juſqu'aux moindres filets des nerfs; de les ouvrir, de les décraſſer, & d'y rétablir le libre cours des ſucs qui doivent y circuler.

Cette partie ſpiritueuſe ne s'inſinue pas ſeulement avec l'eau par les organes de la peau ou de l'eſtomac, elle pénétre encore abondamment par ceux de la reſpiration; car comme cette partie eſt extrêmement volatile, elle tend toujours à ſe diſſiper; elle s'éleve, ſe répand avec une eſpéce de profuſion dans l'air, qui étant contenu par de bonnes voutes, s'en remplit de plus en plus; enſorte que les malades, qui ſe trouvent dans ces bains, boivent, pour ainſi dire à longs traits,

à chaque inſpiration, cette ſubſtance ſpiritueuſe qui doit être d'un ſecours puiſſant,
ſoit pour ouvrir les voyes des liqueurs, ſoit
pour ſubtiliſer celles-ci & les purifier.

Les Parties ſalines, qui, comme on l'a déjà
fait remarquer, entrent dans la compoſition
de ces Eaux, doivent y être encore d'une
grande utilité ; car par leurs petites maſſes
ſolides & aigues, elles ſont très-propres à
diviſer, fondre & attenuer les humeurs lentes & viſqueuſes, & à ſolliciter doucement
les membranes des tuyaux qui les contiennent, auſquels en même tems elles doivent
donner du ton & du reſſort par la partie terreuſe & abſorbante, après en avoir réveillé
le jeu par les pointes ſalines, ſans qu'elles
puiſſent néanmoins, à cauſe de leur modicité
& de leur foible contexture, irriter les Parties les plus tendres & les plus ſuſceptibles
de ſpaſme.

Après ce détail ſur les qualités de ces Eaux,
on comprendra aiſément qu'elles doivent
être bien efficaces contre pluſieurs maladies
priſes extérieurement ; mais leurs proprietés
les plus importantes ſe manifeſtent par le moyen des Bains, des Douches, des Boues, &c.
Auſſi ſont-elles beaucoup plus employées pour
l'uſage extérieur.

Néanmoins, on peut s'en ſervir interieurement contre toutes les indiſpoſitions occaſionnées par une ſuppreſſion ſubite de la tranſ-

piration, pourvu qu'il n'y ait point de fiévre, ou qu'elle ne soit pas aigue : effectivement, il n'est guere de secours plus prompt & plus sûr pour rétablir & redresser cette évacuation, que l'usage de ces Eaux, bues abondamment, & aussi chaudes qu'il est possible. La raison en est évidente : car une grande quantité d'Eau très-fine, très-déliée, animée par la chaleur, & par la présence d'une substance spiritueuse, & légérement saline, doit bientôt s'insinuer dans les viceres, & les détendre, & de là pénétrer dans le torrent des liqueurs qu'elle délaye, qu'elle divise; tandis que les solides soutenus par l'augmentation du volume des sucs, sont rendus plus souples par la partie humide. De là, l'élasticité rétablie dans les vaisseaux, leurs orcillations reveillées, la circulation accelerée, & les évacuations de la peau & des urines considérablement augmentées.

C'est par là qu'elles réussissent dans les rhumes & autres affections catharreuses de la tête & de la poitrine, occasionnées par la suppression ou la diminution subite de l'insensible transpiration. Ce qui arrive tous les jours, parce qu'on s'expose imprudemment au vent, au froid, ou à la pluye, au sortir d'un lieu chaud, ou d'un exercice immoderé ; & par mille autres circonstances que le hazard amene ; & que les précautions les plus attentives ne sçauroient souvent prévoir, ou prévenir.

Les mêmes occasions qui donnent si souvent lieu à la naiſſance de ces indiſpoſitions, ſont encore très-ſouvent la cauſe de la ſuppreſſion des menſtrues, dans les perſonnes du ſexe; & par la même raiſon, l'uſage de ces Eaux, pourvu qu'il ſoit fait de bonne heure, doit être très-ſalutaire dans ces ſortes de cas; puiſque pour rétablir cette évacuation, dans ces circonſtances où le mal eſt encore récent, il ne s'agit que de détendre & d'ouvrir les vaiſſeaux de la matrice ſpaſmodiquement reſſerrés, de diviſer la maſſe du ſang épaiſſie, & d'en faciliter la circulation, effet que ces Eaux opérent parfaitement, comme on vient de le voir, & qu'elles opéreront plus ſûrement, ſi on a l'attention d'en faire précéder l'uſage par une ſaignée, dans les cas de plénitude, & de le favoriſer en faiſant baigner les pieds dans la même Eau, pendant l'eſpace d'une heure ou environ chaque jour.

Il eſt encore certaines maladies de l'eſtomac, où ces Eaux peuvent être utiles. Les perſonnes, par exemple, en qui cet organe ſe trouve débilité par la vielleſſe, ou par les infirmités, y trouveront un bon ſecours, ſi elles en font leur boiſſon ordinaire préférablement à l'Eau commune. C'eſt encore un réméde aſſez efficace, que ces Eaux priſes le matin à jeûn, pour rétablir cette partie affoiblie, & forcée, pour ainſi dire, par des excès fréquens; il faut dans cette occaſion en faire la boiſſon ordinaire, & outre cela en prendre le matin quelques verrées bien chaudes.

Il eſt même des occaſions, où ces Eaux, dont le propre eſt de redreſſer le ton des membranes, deviennent purgatives par accident: c'eſt dans les cas d'une indigeſtion actuelle; lors, par exemple, qu'ayant bu & mangé exceſſivement la veille, on ſe trouve le lendemain l'eſtomac & les premieres voyes remplies de matieres indigeſtes, aigres, ou nidoreuſes; alors cet organe ſurchargé par le volume, & irrité par l'acreté des matieres, cherche à ſe décharger du fardeau qui l'incommode, mais il en eſt empêché par la contraction & le reſſerrement ſpaſmodique. Ces Eaux bues en quantité dans ces circonſtances, détrempent les matieres, détendent les ſolides, & les rétabliſſent dans l'état de ſoupleſſe néceſſaire pour exercer leurs mouvemens. D'ailleurs la partie terreuſe ou abſorbante de ces Eaux, attire les accides, qui ſe trouvent dans les ſucs indigeſtes, & les emboëte, pour ainſi dire, ce qui doit adoucir les matieres, & former une eſpéce de ſel neutre, qui fait l'office d'un doux purgatif. C'eſt par cette mécanique qu'on ſe trouve heureuſement purgé & débarraſſé d'une indigeſtion qui pourroit avoir des ſuites facheuſes.

En conſiderant la nature des Eaux de Cauterés, & la comparant avec celles de d'Acqs, il eſt ſûr qu'on y trouve quelque rapport; il eſt vrai que celles-ci ont beaucoup moins de cette partie bitumineuſe, qui rend celles-là plus onctueuſes, plus balſamiques; mais en revanche celles-ci ont la partie ſaline & calcorée, qui les rend plus propres à raffermir le ton, & rétablir le reſſort des parties nerveuſes. Pour ce qui eſt du ſouffre, du Mars & du Vitriol; il eſt fort douteux que celles de Cauterés en contiennent. J'ai préſenté pluſieurs fois le réſidu de ces Eaux à la Pierre d'Aiman, ſans qu'il ait donné la moindre marque de la préſence du fer, non plus que celui des Eaux de d'Acqs. Si l'on évapore une certaine quantité des Eaux de Cauterés, avec beaucoup de patience, & très-lentement, on aura à la fin un réſidu qui brûlera & donnera de la flamme, mais ſans vapeur acide, ce qui prouve que ce n'eſt pas du ſouffre; en effet, ce n'eſt autre choſe qu'un peu de bitume, ou d'Huile petrole, qui ſe trouve parfaitement diſſoute dans ces Eaux.

Au reſte, ces obſervations n'ayant d'autre objet que l'utilité publique, il ne faut pas s'attendre à nous voir exagerer les avantages des Eaux de d'Acqs; nous venons d'établir que celles de Cauterés étoient plus richement pourvues de la partie onctueuſe balſamique; & pour cette raiſon, nous convenons qu'elles doivent être préférées toutes les fois qu'il ſera queſtion de les prendre interieurement; mais nous ne devons pas auſſi diſſimuler, que celles de d'Acqs meritent la préférence, quand il s'agira de l'ufage exterieur ; comme des Bains, des Douches, des Boues, des Etuves, &c.

Un avantage confidérable des Bains de d'Acqs, ou comme on les appelle commune-ment, des Baignots, c'eft les différens dégrés de chaleur des fources qui les forment ; qu'on peut d'ailleurs varier à fon gré, par le mêlange des différentes fources. Cela les rend d'un ufage infini, parce que, par ce moyen, on peut les proportionner aux différens âges, aux différens temperamens, & aux différen-tes fituations, pour toutes les infirmités qui peuvent trouver du fecours dans l'ufage des Bains.

En effet, la partie fubtile de ces Eaux, pé-nétrant dans les vaiffeaux anterieurs de la peau, fe mêle aux liqueurs qu'ils contiennent, les délaye, & les rend plus fluïdes, & tandis que par fa chaleur & fes parties fpiritueufes, elles les rarifie, elles les attenue, & les divife par la partie faline, dont elle eft animée, ce qui contribue efficacement à rendre ces Eaux fudorifiques : car en agiffant fur les folides qu'elles rélâchent, & qu'elles détendent d'a-bord, elles ouvrent & dilatent les tuyaux ex-crétoires de la peau, qui admettent, par ce moyen, plus abondament la matiere des fueurs, que la circulation du fang accelerée y fait aborder, & la laiffent échaper d'autant plus facilement, que fe trouvant déjà délayée & fubtilifée, elle obéït mieux aux impulfions plus

animées des folides qui la preſſent. Auſſi re-
marquons-nous qu'on ſue après le Bain, avec
une abondance extraordinaire , ſans aucune
anxiété, ſans châleur importune, & ſans la
moindre diminution des forces ; ce qui, en
diſſipant les féroſités vitieuſes ou ſuperflues,
reſtitue puiſſament le reſſort & le jeu des ſolides, rétablit la circulation des liqueurs, &
généralement toutes les fonctions.

Si l'on réfléchit ſur ces propriétés des Bains
de !d'Acqs., on comprendra aiſément qu'ils
doivent être d'un grand ſecours contre les
paralyſies, les engourdiſſemens, les tremblemens, les foibleſſes des membres, & autres
maladies de cette eſpéce, occaſionnées par
l'inertie & la lenteur des liqueurs, ou par l'a-
tonie & le rélâchement des nerfs. Les perſonnes ſujettes à ces accidens, ſont principalement celles qui ont paſſé la meilleure partie
de leur vie dans la débauche ; celles qui, ayant
vecu dans l'abondance, ont ſouvent abuſé des
mets exquis & trop aprêtés, des vins délicieux, & des liqueurs ſpiritueuſes ; celles qui
étant chargées d'affaires importantes, ou qui
appliquées à l'étude, ont paſſé les jours &
ſouvent les nuits, dans des méditations profondes, dans des contentions d'eſprit forcées,
tandis que faute d'exercice, les reſſorts du
corps s'engourdiſſoient chaque jour. Celles
qui ſe trouvent conſumées par des chagrins
cuiſans, ou par des travaux exceſſifs ; & enfin
celles

celles qui travaillent habituellement dans les
mines, ou aux matieres qui participent du
Plomb, du Mercure, du Cuivre, &c. Qu'ar-
rive-t-il dans ces occasions ? Les plaisirs de
l'amour pris de trop bonne heure, ou avec
excès, épuisent les corps de la partie des liqueurs la plus balsamique & la plus spiritueuse,
& détruisent enfin la force & le ressort des
nerfs. L'usage excessif des mets trop recher-
chés, & des boissons trop animées, desseiche
les fibres de l'estomac, les roidit & les racour-
sit, d'où vient infailliblement le vice des digestions ; & par une suite nécessaire, celui de
tous les liquides, & même des solides ; la trop
grande application d'esprit, & l'inaction du
corps énervent les ressorts, épaississent les
humeurs, & les accumulent faute de transpiration ; cette évacuation interrompue trouble les sécretions, par là les digestions sont
viciées, le ventre est constipé, & toute la
machine dérangée. Le chagrin & le travail
immoderé épuisent le corps, en expriment ce
qu'il y a de plus fin & de plus liquide, & le
desseichent enfin. Les écoulemens qui ém:-
nent du Plomb, du Mercure & de plusieurs
autres mineraux se communiquent au corps,
pesent sur les parties nerveuses, en troublent
l'équilibre & l'harmonie, & rüinent insensi-
blement leur ressort. Or, nous avons déjà vu
que ces Bains sont très-propres à purifier ces
humeurs, & à leur donner la juste consistence

D

qu'elles doivent avoir, ainsi qu'à humecter les parties nerveuses deséchées, à relâcher celles qui sont trop tendues, à fortifier celles qui sont relâchées & affoiblies, & à rétablir, en un mot, les solides & les liquides dans cette juste proportion, d'où dépend la libre circulation, & l'exercice parfait de toutes les fonctions.

Ces Bains fournissent encore une ressource assurée contre les rhumatismes, & toutes sortes de douleurs occasionnées par le séjour d'une lymphe acre & piquante ; effet ordinaire de l'insensible transpiration arrêtée, ou diminuée trop subitement. En effet, nous voyons ordinairement ces sortes d'accidens survenir aux personnes, qui, se trouvant actuellement en sueur, ou du moins les pores de la peau fort dilatés, en conséquence d'un exercice violent, ou d'un long séjour fait dans un lieu bien échauffé, s'exposent imprudemment à un air trop froid, ou trop humide, qui coagulant, pour ainsi dire, la matiere de la sueur ou de la transpiration, & resserrant tout-à-coup les vaisseaux excretoires, supprime ou diminue considérablement ces évacuations, dont la matiere naturellement salée & mordicante refoulant dans les vaisseaux, infecte les autres liqueurs, & leur communique son acreté. Ces liqueurs ainsi dégénerées & d'ailleurs multipliées, engorgent les vaisseaux & les irritent ; ceux-ci in-

commodés par l'excès des humeurs & follici-
tés par leur acreté , redoublent leurs efforts
& leurs vibrations pour se débarrasser de ce
poids étranger , & par ce méchanisme ils
poussent une partie de la lymphe , dans laquelle gît la principale salure , parce qu'elle
est plus propre à la dissoudre , dans quelque
partie du corps , & l'y engagent de plus en
plus ; si elle tombe sur les parties musculeuses,
elle irrite , elle dissoud , elle déchire presque
leurs membranes , & y excite un sentiment de
douleur d'autant plus insupportable , qu'elles
sont plus délicates & plus sensibles ; si elle
porte sur l'origine des nerfs, elle irritera tout
le sistême nerveux , & excitera des convulsions. Si elle attaque quelque tronc de nerfs
particulier, elle occasionnera des mouvemens
convulsifs , ou des tremblemens dans les parties où ce nerfs porte le mouvement & la
vie. On ne finiroit pas si on vouloit rapporter tous les accidents qui naissent trop souvent
du désordre dans l'écoulement de la transpiration. Mais il est certain qu'on ne peut rien
imaginer de plus favorable , pour remédier
à des maux si nombreux & si pressans , que
l'usage des Bains de d'Acqs , dont l'Eau fine
& déliée , se mêlant au sang , l'adoucit , le
dessale , & le rend moins propre à irriter les
vaisseaux tendres des membranes , qui se trouvant imbibés de la même humidité , deviennent plus souples , moins tendus , & par-là

moins fenfibles au volume & à l'irritation des
humeurs ; tandis que par les fueurs abondantes qu'ils excitent fans violence , ils dimi-
nuent promptement le volume des humeurs ,
& les purifient efficacement de la ferofité piquante, qui en fait le vice principal , & qui
ne fçauroit être évacuée plus heureufement ,
ni plus furement que par les pores de la peau,
qui eft l'organe fpécialement deftiné par la
nature à cette efpéce de fecretion.

Mais ces Bains ont cet avantage, particulier & confidérable fur la plûpart des autres
Bains chauds , qu'ils fe trouvent proportionnés aux différens tempérament, aux fujets les
plus délicats , & à différens degrés de maladie : les plus temperés font proprement des
Bains domeftiques , avec cette particularité
qu'étant renfermés dans un efpace affez bor-
né, l'air s'y réchauffe & s'y remplit de vapeurs aqueufes légérement fpiritueufes , au
moyen de quoi , tandis que la chaleur & l'humidité de l'Eau , pénétrant extérieurement ,
ouvrent les pores de la peau, l'air fpiritueux
qu'on y refpire, opere les mêmes effets intérieurement. Ces Bains font particulierement
falutaires dans les rhumatifmes fecs, qui re-
connoiffent pour caufe le refferrement & la
conftriction des fibres nerveufes des membranes des mufcles , plûtôt que l'âcreté d'une
lymphe furabondante & corrompue dans ces
cas , où il n'eft nullement néceffaire de cor-

riger & d'évacuer les humeurs ; mais où il
importe furtout d'humecter, de ramolir & de
détendre, ces Bains tout fimples, & quelquefois mêlés à l'Eau de riviere, rempliront parfaitement ces indications. Pour ce qui eft des
rhumatifmes chauds, dont parle Sydenham,
qui font accompagnés de fièvre, de tumeur,
de tenfion & de rougeur, & dont l'inflamma-
tion du fang eft la caufe immédiate, ils cédé-
ront bien mieux à la méthode de ce fage Praticien, c'eft-à-dire, à des faignées fréquen-
tes, à des évacuations benignes, & à une diéte
févére & humectante, qu'à l'ufage des Bains
les plus temperés.

Ceux qui font animés par un degré de chaleur un peu plus fort, font leurs effets avec
plus d'énergie & d'efficace, & pour cette raifon ils conviennent mieux aux perfonnes
d'une complexion moins tendre, & aux maladies un peu plus difficiles, & qui demandent
des fecours plus actifs.

Lorfqu'on a à traiter des malades d'une complexion délicate, & même dans tous les cas,
il eft plus prudent & plus convenable de commencer l'ufage de ces Bains par les plus
doux, & quand on a éprouvé que ceux-ci n'o-
péroient pas affez efficacement, on a recours
aux feconds & aux troifiémes mêmes, lorfque les occafions l'exigent ; & les malades les
plus foibles paffant ainfi infenfiblement du
degré d'activité le plus léger au plus fort, le

fupportent fans agitation, fans anxieté, en un mot fans aucune impreffion défavantageufe.

Ces Eaux font encore très-heureufement employées à donner des douches, lorfqu'il s'agit de ramolir & de réfoudre plus efficacement des tumeurs froïdes, lentes & difficiles, ou de ranimer des Parties engourdies ou paralitiques, pour cela on fait tomber l'Eau de fort haut & par un petit tuyau, dans la vûe d'augmenter fa velocité, tandis qu'on frote continuellement la partie malade avec la main, afin d'y réveiller le mouvement, & d'en ouvrir les pores, ce qui favorife confidérablement l'introduction de l'Eau minérale, la diffolution & la fonte des humeurs, le reffort & l'ofcillation des fibres, & par conféquent le rétabliffement de la fanté.

On injecte encore fort utilement ces Eaux dans certaines parties où elles ne fçauroient parvenir autrement, telles font les cavités des oreilles, & certains ulceres difficiles & profonds ; car nous remaquerons en paffant que la Chirurgie peut en retirer de grands avantages, on fçait avec quel fuccès les Chirurgiens de Montpellier employent celles de Balaruc dans ces fortes de cas, depuis que Mr. de Lapeironie en a fait connoître l'utilité. Rien en effet n'eft plus propre à nétoyer à déterger les parties ulcerées, & à ranimer les ofcillations & les mouvemens de vie, qui languiſſent ſouvent dans les bouts des petits vaiſſeaux, qui ſont en quelque façon opprimés par le ſéjour des ſucs lents & groſſiers, qu'ils n'ont pas la force de perfectionner & de repouſſer, ce qui les met dans l'impuiſſance de former de bonnes chairs, & de moyenner une heureuſe cicatrice.

Le plus actif & le plus éficace, eſt celui des Bouës; c'eſt moins un Bain d'Eau, que d'une terre onctueuſe delaïée dans une Eau Thermale; celui-ci a des propriétés qui lui ſont particuliéres, ſans doute parce que les parties de terre qui le compoſent, ayant plus de maſſe & de ſolidité que les parties aqueuſes, contractent plus de cette chaleur ſouterraine, qui leur eſt propre, & en communiquent d'avantage; ſans compter que l'Eau minerale, qui ſe filtre ſans ceſſe à travers cette terre, y dépoſe continuellement ce qu'elle a de plus balſamique & de plus ſpiritueux: d'où vient que les Pores de la Peau ſe trouvant ſuffiſammant détendus par l'humidité, ſont plus puiſſammant ouverts & pénétrés par les parties actives, qui ſe trouvent comme concentrées dans ces Bouës, ce qui joint à la rarefaction moderée des liqueurs, & à leur circulation accelerée par les mêmes cauſes, doit fondre & diviſer les ſucs ralentis, animer les ſolides engourdis, réſoudre & diſſiper les embarras, & procurer une abondante & utile tranſpiration.

C'eſt pour ces raiſons que ces Bouës ſont

d'un grand secours, lorsqu'il s'agit de ressusciter des membres engourdis, ou Paralitiques ; & de dissiper des douleurs obstinées, après qu'on a fait précéder les Bains plus tempérés ; en effet, lorsque ces infirmités se trouvent parvenuës à un certain dégré, & qu'elles ont long-tems affligé certaines parties du Corps : ces membres s'affoiblissent tellement qu'ils tombent dans le relâchement & l'Atonie, & que les vaisseaux débilités à ce point, ne peuvent que très-difficilement réprendre leur jeu & leur ressort. Ces Boües sont dans ces occasions d'un grand sécours, puisque rien n'est plus propre à ranimer & à revivifier, pour ainsi dire, les parties nerveüses, & à leur redonner la force & l'élasticité qu'elles ont perdu.

Mais elles font fur-tout d'une efficace admirable contre l'imbécilité ou la foiblesse des parties qui fuccéde à des tiraillemens violens, & à des diftorsions forcées dans les nerfs-foulures, & les dislocations, par lesquelles les tendons & les ligamens ayant été portés boucoup au-delà de leur ton, ont pérdu leur ressort & leur jeu, à peu près, comme il arrive à un Arc trop, on trop long-tems bandé, car dans ces occasions, il ne s'agit pas pour remedier à ces défordres, que de rétablir l'élasticité de ces parties, c'est-à-dire, de referrer le tissu des Fibres tendineuses & ligamenteuses, & de raprocher & rafermir les petits Vaiffeaux

dont

dont elles font compofées, qui ont été éloi-
gnés, diftendus & déplacés: or, rien ne peut
mieux opérer ces effets que la chaleur animée
de ces Bouës, impregnées des parties balfamiques & fpiritueufes. Elles paroiffent même
d'autant plus fpécialement apropriées à ces fortes d'infirmités, que leur vertu confifte principalement dans une chaleur moins humide,
& prefque feche, beaucoup plus propre aux
vices des parties fpermatiques, telles que font
celles dont il eft queftion, qu'une humidité
furabondante, qui leur eft fouvent contraire.
C'eft pour ainfi dire, une vertu tonique, ou
de reffort dans ces Bouës, & comme un réfer-
voir d'élafticité; en effet, les parties fpiritueufes & balfamiques récuëillies & raffemblées
dans les porofités de cette terre, font autant
de matiere animée ou de matériaux de reffort; & cette terre elle-même compofée de
parties très-fines, échauffées, & excitées par
la préfence de celles-là, font autant de cor-
pufcules Elaftiques, ou des petites machines
Ofcillatoires. Que peut-on imaginer de plus
propre à rétablir l'Elafticité, à reveiller le Jeu,
& à reffufciter le reffort des Parties?

Après ce détail abrégé des propriétés des
Bouës, & de leur maniere d'opérer, on comprend fans peine qu'elles doivent être très efficaces contre les enflures, & les tumeurs lentes, ædemateufes, & inveterées; où il eft queftion, non-feulement de réfoudre & diffiper

des férofités fuperfluës, mais encore de fortifier & foutenir les Parties, & d'en rétablir le
Reffort.

Le fouvenir des Etuves naturelles, que j'ai
remarquées dans le Royaume de Naples ; &
les effets admirables que j'ai vu opérer à ces
fortes de Bains vaporeux, m'avoit fait fou-
haiter qu'on voulut profiter de cette commodité, pour en conftruire un dans cette Ville,
à peu près dans ce goût, qui imiteroit ces
Etuves, ou qui pourroit en tenir lieu ; & j'a-
vois temoigné mes defirs à cet égard, dans la
premiere Edition de cet Ouvrage.

Ces Etuves font des creux, ou de petites
Chambres pratiquées dans des Rochers, qui
font tellement pénétrés des feux fouterrains,
que l'on reffent une chaleur confidérable en y
entrant; l'air qu'on y refpire eft d'ailleurs fi
vaporeux & fi rarefié, qu'on a d'abord beaucoup de peine à y refpirer, & qu'on craint
prefque de fuffoquer : cela vient de ce que
les Veficules pulmonaires n'étant pas fuffi-
famment dilatées par cet air, qui a perdu de
fon reffort, pour exprimer le fang des vaiffeaux qui rempent fur leur furface, il y féjour-
ne & s'y accumu'e ; mais bien-tôt les vaiffeaux
de l'habitude fe trouvant dilatés par le défaut
de preffion de la part de l'air, & par le rélâchement, fe prêtent aux befoins du fang, le
reçoivent dans leurs capacités, & en expriment une grande partie par les fueurs, par là

il se porte moins aux poulmons, ce qui rend la respiration facile & aisée.

Il y a des Etuves de cette espéce à 2 mille ou environ de la Ville de Naples, près du Lac d'Agnana; il y a encore dans l'Isle d'Ischia, à 14 ou 15 milles de cette Capitale: & l'on voit dans les saisons, les Habitans de cette Ville, & de tout le Royaume, y accourir en foule, comme à un secours assuré, & un remede infaillible, non-seulement contre les Paralisies, les Rheumatismes, & autres infirmités de cette espéce; mais contre les douleurs vénériennes invéterées, & qui souvent ont éludé l'efficacité des remedes les plus appropriés.

Pour former un Bain vaporeux, qui auroit toutes les prérogatives de ces Etuves, à la faveur des Eaux de d'Acqs, il faudroit à l'endroit des Bains qu'on avoit pratiqué à côté du Bassin, construire un Pavillon carré & vouté, de 18 pieds d'élévation, sur douze de large. On introduiroit au fonds de ce petit Bâtiment, dont les fondemens seroient bien cimentés, de l'Eau du Bassin, à la profondeur de trois pieds ou environ, qui se renouvelleroit sans cesse, au moyen de deux tuyaux, de deux ou trois pouces de diamêtre, dont l'un recevroit l'Eau de la Fontaine, & l'autre, la laisseroit écouler par l'extrêmité opposée. A 4 ou 5 pieds au-dessus de la surface de l'Eau, on feroit une Galerie de 4 pieds de large, bordée d'un Baluftre à hauteur d'appui, qui regne-

roit interieurement au tour du Pavillon. Ce
seroit là qu'on se placeroit pour prendre ce
Bain, on pourroit même percer de plusieurs
trous en forme de jalousie, le plancher de cette
Galerie, pour faciliter l'élévation des vapeurs,
qui se repandroient d'ailleurs abondamment à
la partie supérieure du Dôme, par le vuide
qui se trouveroit au centre de 4 pieds de diamêtre ; & l'on pratiqueroit dans la Voute, à
une certaine hauteur, quelques petits jours,
qu'on pourroit ouvrir ou fermer plus ou moins,
selon que la liberté de la respiration l'exige-
roit. (a)

Les Médécins versés dans l'Art de guerir,
qui connoissent l'œconomie animale, & la nature des maladies qui la dérangent, comprendront
aisément quelle est l'utilité d'un pareil éta-
blissement. En effet, un Bain de cette qualité
à des avantages considérables sur les Bains
ordinaires : car le corps se trouve affecté par
le contact immédiat d'une substance aqueuse,
tout comme dans les Bains ordinaires, au
moyen des vapeurs dans lesquelles il se trouve
comme sumergé ; mais cette substance aqueuse

(a) Ce projet se trouve aujourd'hui heureusement exé-
cuté aux Baignots, au moyen d'une galerie qui regne
intérieurement sur l'une des faces du Bassin où se répand
par un Robinet l'eau la plus chaude & la plus animée ;
ensorte qu'en se tenant assis sur cette Galerie, & lais-
sant un libre cours à ce Robinet, on se trouve précisément dans une Etuve, qui a toutes les propriétés qu'on
peut attendre de ces sortes de secours.

n'étant compofée que de la partie la plus lé-
gere, la plus fubtile, la plus rarefiée & la plus
fpiritueufe, elle pénétre le corps avec plus de
facilité, elle en détend plus efficacement les
Fibres, elle ouvre plus promptement les Pores, elle rarefie plus paifiblement les liqueurs,
elle en hâte la circulation fans tumulte, elle
les divife & les fubtilife plus intimément. De
plus, dans les Bains ordinaires, le corps fe
trouve plongé dans l'Eau, qui eft beaucoup
plus denfe * que l'air le plus pefant dans lequel nous vivons, ce qui comprime l'habitude
du corps; les vaiffeaux extérieurs ainfi com-
primés, perdent de leur calibre, & font for-
cés de renvoyer au centre une partie des liqueurs qu'ils contenòient; ce qui fait d'abord
un effet contraire â celui qu'on fe propofe,
d'appeller les humeurs du centre à la circonférence, & excite même quelquefois, dans les
perfonnes délicates, des accidens fâcheux,
comme des fuffoeations, des hæmorragies,
des affections comateufes, &c. Au contraire,
dans les Bains vaporeux, dont nous parlons,
le corps fe trouve dans un milieu beaucoup
plus rare, parce que la chaleur en rarefie l'air,
& que les vapeurs humides le rendent plus léger, au moyen de quoi les liqueurs trouvant
moins de réfiftance dans les vaiffeaux de la
circonférence, s'y portent en abondance, &

* Environ 800 fois.

E 3

s'échapent avec facilité, par les raisons qu'on a déjà remarquées : de-là, les sueurs plus faciles & plus abondantes ; de-là, les embarras des petits vaisseaux lymphatiques ou nerveux, plus sûrement enlevés ; de-là enfin, tous les effets salutaires qu'on éprouve dans les Etuves du Royaume de Naples.

Pour user des Eaux & des Bains de d'Acqs avec succès, il ne suffit pas de connoître les maladies où elles sont utiles, il faut encore sçavoir la maniere d'en bien régler l'usage, & les précautions qu'il est nécessaire de faire précéder, pour en rendre l'opération plus sûre & plus heureuse. Ceux en qui le sang abonde, & qui ont les vaisseaux trop pleins de suc, ou parce qu'ils se nourrissent de mets succulens & de boissons animées ; ou parce que des évacuations ordinaires & périodiques, ausquelles ils étoient assujettis, sont supprimees, auront besoin de la saignée, pour se disposer à l'usage des Bains ou des Eaux : en voici la raison. Les vaisseaux trop remplis, & distendus par des sucs trop abondans, se contractent moins & plus difficilement ; les liqueurs sont donc moins efficacement pressées, sollicitées, & la circulation sera plus lente, plus embarrassée ; or, si dans ces circonstances le volume des liqueurs se trouve imprudemment augmenté par l'addition des Eaux, il est évident que la circulation deviendra plus difficile, & qu'on exposera les malades à des

fluxions, des hemorrhagies, des inflamma-
tions, &c. au lieu que fi l'on a la précaution
de défemplir les vaiffeaux par la faignée, les
liqueurs fe trouveront au large, les vaiffeaux
fe contracteront librement, & feront capables
d'admettre dans leurs calibres, les Eaux qui
leur viendront de furcroit, & de les affujet-
tir aux loix de la circulation, dont ils feront
devenus les maîtres.

Quoique les Bains ne faffent pas dans le volume des liqueurs une augmentation réelle
auffi confidérable; ils dilatent néanmoins également, & même plus violemment les tuyaux
par la rarefaction extraordinaire qu'ils excitent fort promptement; d'où vient qu'on auroit les mêmes, ou de plus grands inconve-
miens à craindre fi on ne les prevenoient par
la faignée. Mais les perfonnes en qui ces indications ne fe préfenteront pas, pourront certainement fans crainte d'aucun inconvenient,
être difpenfées de ce réméde; d'autant plus,
que l'action de ces Eaux menagée avec prudence, n'a rien de trop fougueux & de trop
violent.

La même prudence & le même difcerne-
ment qu'on vient de recommander à l'égard
de la faignée, doivent avoir lieu dans l'admi-
niftration de la purgation; & c'eft aux différentes indications à en régler le befoin ou
l'inutilité. Quand on a actuellement la bou-
che mauvaife, la langue pâteufe, l'eftomac

chargé , le ventre pareſſeux , &c. on feroit
une faute dangereuſe ſi on prenoit les bains
ſans avoir fait préceder la purgation , car la
chaleur des bains attenuant & rarefiant les
ſucs impurs qui ſe trouvent dans les premieres voyes dans ces occaſions, les introduiroit
dans la maſſe des liqueurs qui en ſeroit infec-
tée , d'où naîtroient des déſordres très-conſi-
dérables, & qu'il eſt important de prévenir.

Quand la purgation eſt jugée néceſſaire
avant ou après l'uſage, ſoit des Bains, ſoit des
Eaux , il faut bien ſe garder d'employer les
purgatifs violents, réſineus & hydragogues,
que bien des gens recommandent dans ces occaſions, ſous prétexte que purgeant efficacement les Eaux, il favoriſent l'introduction de
celles qu'on doit prendre, ou qu'ils font évacuer celles qu'on a déjà pris. Ces raiſons font
trop frivoles pour meriter qu'on les refute.
La vérité eſt , que ces rémédes violens , qui
tiennent de la nature des poiſons, font-très-
peu proportionnés à la délicateſſe de nos organes , & qu'ils excitent ordinairement des
irritations , des tranchées, des ſuperpurgations,
des eretiſmes & des conſtipations. Ce qui
doit étre évité ſoigneuſement. C'eſt pour
cela que je préfére les rémédes les plus doux
& les plus benins, tels que la manne, la Rhu-
barbe, le Senné & les Sels moyens, comme
le Sel Vegetal, le Sel de Segnette, le Sel de
Glauber ; ou mieux encore les Sels Naturels

& Fort Benins, qu'on tire par la voye de l'évaporation de plusieurs Fontaines minerales en France, en Angleterre & en Allemagne, ou qu'on prépare artificiellement à l'imitation de ceux-là ; tel est par exemple, celui qu'on débite sous le nom de Sel d'Epson ou d'Angleterre. Il n'est rien de plus aisé que de faire avec ces seuls ingrédiens tout simples, des rémédes proportionnés à la nature des différents sujets.

Il arrive quelquefois que les personnes qui prennent les bains ont le ventte paresseux ou constipé, parce que la grande dissipation qui se fait par les sueurs, laisse les excremens assez dépourvus d'humidité, & moins fluide par cette raison. Un moyen de rémédier à cette incommodité, c'est d'user d'alimens frais & humectans, & de détremper par une boisson abondante. Mais si cela ne suffit pas, il suffira d'employer quelques lavemens émollians ou légérement laxatif.

On demandera peut-être la quantité d'eau qu'il convient de prendre chaque jour, mais il seroit difficile de la déterminer d'une maniere bien fixe, puisqu'elle doit beaucoup varier selon l'âge, le sexe & la complexion des malades. La methode la plus sûre qu'on puisse observer à cet égard, c'est de se régler sur la capacité de son estomac, qu'il ne faut jamais violenter, & de partager en trois portions à peu près égales la quantité qui sera jugée nécesfaire pour la prendre en trois tems à demi heure d'intervale; on peut établir en général que les perfonnes délicates en ont ordinairément affez de 5 ou 6 livres, & que les plus robuftes peuvent en prendre jufqu'à neuf ou dix.

On doit régler fur les mêmes principes & avec la même difcrétion le tems qu'on doit les continuer, auffi-bien que les nombre des bains qu'on doit prendre, & de la durée d'un chacun.

Le tems le plus convenable pour l'ufage des bains & celui des Eaux, eft fans doute le matin; on peut cependant renvoyer les bains au foir fi la commodité l'exige, pourvû qu'on ait l'attention de n'y entrer qu'après que la digeftion du diner fera parfaite. Les faifons les plus opportunes font le Printems & l'Automne; celle-ci merite même la préférence, quand on a le tems de choifir; on peut cependant ufer de ces rémédes pendant l'Eté, fi l'on en excepte feulement quelques jours exceffivement chauds; & fi les accidens font preffans, & que le retardement foit dangereux, il n'eft point de tems dans l'année, où comme on l'a remarqué dans l'obfervation quatriéme, on ne puiffe en attendre de bons effets.

L'exercice eft utile à ceux qui prennent les Eaux, pourvu qu'il foit moderé; il doit être fait en plein air quand le tems eft doux & ferein; & dans les appartemens, fi le tems eft

froid ou humide. Car, comme ces Eaux excitent la tranfpiration & ouvrent les Pores
de la Peau, il faut éviter avec foin tout ce
qui pourroit intercepter cette évacuation.
Cette recommandation eft fur-tout néceffaire
à ceux qui prennent les bains; parce que les
erreurs qu'on pourroit commettre à cet égard
dans ces occafions, feroient d'autant plus confidérables, que les évacuations extraordinaires
fe font alors par la Peau.

Il eft encore très-important pour retirer
du fruit de ces rémédes, d'éviter foigneufement les paffions violentes, les foins trop ferieux, les méditations trop profondes, les
jeux trop intéreffés, & généralement tout ce
qui peut troubler la tranquillité d'efprit, la
gaïeté & l'enjouëment qu'on doit fe procurer par toutes fortes de moyens. Les Alimens doivent être choifis ; on doit fur - tout
bannir des répas les mets trop affaifonnés &
chargés d'épifferies, le falé, le laitage, les
vins trop puiffans & les liqueurs ardentes. Le
matin après l'opération des bains on peut
prendre un boüillon ou l'équivalent : on doit
faire un bon répas à midi, pourvu qu'il n'y
ait pas des raifons particuliéres qui s'yoppofent;
mais on doit toujours fouper légerement, afin de
fe trouver pluslibre & plus preparé le lendemain pour faire ufage de ce réméde. Il arrive quelquefois aux perfonnes du fexe que
les Menftrues viennent à fluer pendant qu'el-

les prennent les Eaux ou les Bains ; la prudence veut qu'elles suspendent ces rémédes pour les réprendre après la fin de ces évacuations. En suivant ces régles, j'ose assurer que ces Eaux rempliront parfaitement les vues des Médécins, & les esperances des malades qui voudront y mettre leur confiance.

Pour confirmer tout ce qu'on vient de dire de la propriété & des vertus de ces Eaux, on a cru à propos, avant de finir ce Mémoire, de rapporter un petit nombre d'expériences des plus frapantes, qui font d'autant plus propres à persuader qu'elles peuvent être attestées par toute la Ville, & la plûpart même par les personnes sur qui elles ont été operées, qui vivent encore. Et pour mieux remplir cet objet, on y a ajoutera le témoignage de quelques Médécins du païs qui fon à portée de connoître ces Eaux, & d'en voir tous les jours les effets.

## PREMIERE OBSERVATION.

Mr. le Comte de St. Herem, Menin de Monseigneur le Dauphin, étoit perclus des extrêmités inférieures, de maniere qu'il falloit le transporter par tout où il vouloit aller; il avoit outre cela les jambes extraordinairement gorgées ; mais avec cela bon apetit, assez de sommeil, & la téte saine & ferme. Il vint aux Bains de d'Acqs pendant l'Automne de 1749, & après avoir pris les Bains & les Bouës il se trouva considérablement soulagé. Les progrès qu'il avoit fait s'accrurent successivement au point que je l'ai vu depuis lors, en 1751 & 1752 à Paris, faisant son service à la Cour, & jouissant d'une assez bonne santé.

## SECONDE OBSERVATION.

Mademoiselle Pelissier, âgée de 25 ans, fille d'un Négociant d'Agen, fut attaquée à la suite d'une fiévre maligne très-longue d'un tremblement des deux bras. L'agitation de ces membres étoit si violente, qu'ils se seroient cassés, si on eut voulu par force en arrêter le mouvement qui étoit continuel & sans relache; en sorte qu'elle ne pouvoit se servir de ses mains pour aucun usage, & que bien loin d'en pouvoir tirer aucune sorte de service, elle en étoit au contraire fort incommodée: on avoit tenté pendant plusieurs mois tous les secours qu'on avoit cru propres à la soulager, mais sans aucun succès; on avoit surtout observé que les purgatifs, même les plus benins, irritoient considérablement le mal, & rendoit le tremblement plus violent & plus incommode. Désesperée en quelque façon, infiniment mortifiée du peu de succès des moyens qu'on avoit mis en usage pour la soulager, elle demanda, ou on lui conseilla d'aller aux Bains de Tercis; elle y fut en effet sur la fin de l'Eté de 1750 ; mais elle prit ces Bains avec aussi peu de fruit que les autres remedes précédens, de maniere qu'elle vint à d'Acqs pénetrée de la plus vive mortification : c'est dans ce triste état qu'elle s'offrit à moi au commencement du mois de Septembre ; je tâchai de ranimer son courage & de ressusciter ses espérances, en lui promettant un meilleur effet de l'usage de nos Boües : elle s'y livra avec confiance & avec empressement, & ses espérances ne furent pas vaines ; car dans douze jours elle se trouva radicalement guérie.

La joye de cette jeune personne fut excessive autant que raisonnable, quand elle se vit délivrée d'une incommodité, qu'elle avoit regardée avec quelque espéce de fondement, comme incurable.

On ne peut pas douter que cet effet admirable ne soit dû précisément aux Boües ; & il patoît évident qu'il n'y avoit que ces mêmes Boües qui pussent l'opérer ; puisque les Bains de Tercis n'avoient pû rien produire d'utile dans cette occasion.

# TROISIE'ME OBSERVATION.

Le Sieur Crabé de la Teste étant affligé de douleurs très-vives aux extrêmités inférieures, accompagnées de tumeurs aux genoux & aux pieds qui l'empéchoient de marcher, vint aux Bains de d'Acq, il y prit les Bains

& les Boües , & par ce secours ses douleurs
se calmerent, les enflures diminuerent considérablement , & il récouvra l'usage de ses
jambes, qu'il avoit beaucoup apprehendé de
ne recouvrer jamais.

## QUATRIE'ME OBSERVATION.

Mr. de Pinsu Ingénieur & Brigadier des
armées du Roi, se trouvant attaqué d'un rhu-
matisme violent , qui lui faisoit souffrir les
douleurs les plus cruelles , & ne lui laissoit
ni paix ni repos, se fit transporter , non sans
de vives souffrances à nos Bains l'hiver de
1750. Dès les premiers Bains il fut considérablement soulagé , & ses douleurs furent totalement dissipées après le neuviéme
Bain.

## CINQUIE'ME OBSERVATION.

Le R. P. Lacouture Jésuite , Docteur &
Professeur en Théologie à l'Université de
Bordeaux, ayant été attaqué d'une paralysie
sur tout le côté droit au commencement du
Printems de l'année 1752. passa dans cette
Ville environ un mois après, allant à Tercis,
où les Médécins de Bordeaux l'avoient envoyé ; il marchoit en s'apuyant, mais peu &
avec peine, traînant, pour ainsi dire, sa jambe droite, qui étoit enflée ; il ne pouvoit fai-

re aucun ufage de fon bras , ni de fa main droite qui lui pendoient au côté , lorfqu'ils n'etoient pas foutenus ; il remuoit cependant un peu les doigts , & même quand il vouloit, en faifant quelque effort, il agitoit un peu ce même bras ; mais il paroiffoit que ce mouvement venoit de l'épaule : le fentiment s'étoit confervé dans toutes les parties malades ; l'apétit étoit bon , auffi bien que le fommeil ; & le fujet excellent , quoiqu'âgé de plus de foixante ans.

Il prit les Bains de Tercis pendant plufieurs jours , avec toutes les précautions poffibles ; mais le fruit qu'il en retira fut peu confidérable ; il marchoit, à la vérité , plus librement , & fa jambe avoit un peu défenflé.

Il révint dans cette Ville , & me demanda s'il n'y auroit pas quelque chofe à efpérer des Boües ; je lui donnai de bonnes efpérances. Mais comme il étoit échauffé & fatigué par l'opération des Bains qu'il venoit de prendre, je lui confeillai de prendre du repos pendant quelques jours ; je le fis enfuite feigner & purger , & tout de fuite , il prit les Bains & les Boües de cette Ville , qui lui firent un bien très-confidérable. Sa démarche devint plus libre & plus aifée ; fon bras & fa main réprirent beaucoup de vigueur ; & quoiqu'il n'eut pas encore recouvré l'agilité de fes doigts, il y avoit tout lieu de préfumer qu'elle reviendroit bien-tôt, & que dans peu, il en reprendroit

droit l'ufage , comme avant fa maladie. En effet , le fuccès confirma très-bien ces efpé-rancas ; car le 27 Août fuivant, M. l'Evêque d'Acqs me fit l'honneur de me montrer une Lettre que ce Religieux avoit écrit de fa main.

## SIXIE'ME OBSERVATION.

Madame de Saint-Denx , Religieufe au Couvent de la Foy à Pau , âgée d'environ foixante-dix ans , ayant été attaquée de paralyfie pendant l'Automne de 1752 , elle fut envoyée aux Bains de cette Ville , par Mr. Labaig Médécin, dont j'ai déjà eu occafion de parler , & qui me la recommanda ; elle y arriva fur la fin de la faifon ; & elle étoit fi incommodée , qu'il y avoit tout lieu de craindre que le mal ne fût plus fort que le réméde. Elle étoit réellement & parfaitement paralitique de la moitié du corps , avec cette circonftance , qu'elle avoit la langue & les autres organes de la parole fi embarraffés , qu'elle ne pouvoit exprimer aucune de fes penfées, ni demander aucun de fes befoins autrement que par figne : fon grand âge ne contribuoit pas peu à faire douter du fuccès de l'entreprife. Cependant, malgré toutes ces difficultés , les Bains & les Boües lui réuffirent fi merveilleufement, qu'au bout de quinze jours , au grand étonnement de tous ceux qui l'avoient vûe , elle marchoit avec tant d'aifance, qu'elle fe promena par la Ville de fon pied, & qu'elle alla faire fa priere dans la Cathédrale; elle avoit outre cela recouvré l'ufage de fa langue, & elle parloit avec beaucoup de liberté.

## SEPTIE'ME OBSERVATION.

Cette obfervation eft tirée mot-à-mot des obfervations de Phifique de Mr. de Secondat, pag. 24, qu'il dit lui avoir été atteftée par celui fur qui elle a été opérée.

Mr. O Sullivan, Prêtre Irlandois, Habitant de Bordeaux, d'un temperament très-robufte, âgé maintenant de 47 ans, fut tourmenté depuis la fin de Décembre 1745, jufqu'à la fin du mois de Mars fuivant, d'un rhumatifme cruel, qui le rendoit perclus du côté droit, depuis l'épaule jufqu'aux reins; il fut faigné plufieurs fois, & prit quantité de médicamens; mais il ne fentit de foulagement que de la longueur du tems, & de la douceur de la faifon; il lui refta une grande foibleffe & infenfibilité à la main droite, fur tout aux deux derniers doigts; il ne pouvoit pas même figner fon nom. On lui confeilla d'aller prendre les Bains de Terfis, rénommés pour les paralyfies, il partit au mois de Septembre 1746. Arrivé à d'Acqs, qui n'en eft qu'à deux lieuës, la curiofité le conduifit à la Fontaine bouillante, une efpéce d'inftinct lui infpira d'y plonger la main à

plufieurs reprifes, il fortit du revers de la fe-
conde & de la troifiéme phalange des deux
derniers doigts, des petits grains ronds d'un
fang noir & épais, & il fentit un peu de liberté dans le mouvement de fa main. Les jours
fuivans, il retourna à la Fontaine le matin,
l'après-midi & le foir; chaque fois qu'il plon-
geoit fa main, il en fortoit des grains de fang
des mêmes endroits; il but abondament de
cette Eau, foit dans fes repas, foit dans le
cours de la journée, il tranfpira beaucoup; au
bout de trois jours, il eut recouvré affez de
force pour écrire. Il partit pour Terfis, prit
les Bains, & en même-tems les Eaux pendant
neuf jours; il fut délivré du refte de fes douleurs de rhumatifme à l'épaule, au dos & aux
reins. Mais fa main fit peu de progrés. Re-
venu à d'Acqs, il continua pendant cinq jours
le premier régime; au bout de ce tems, le
fang qui fortoit de fes doigts, étoit vermeil &
coulant, & fa main avoit recouvré fa premiere force.

A juger par cette obfervation, qui ne peut
être revoquée en doute fur le témoignage feul
de fon Auteur; mais qui, s'il étoit befoin, pourroit être confirmée par un très - grand nombre
des Habitans de cette Ville, qui en ont été
les témoins, à juger, dis-je, par cette obfervation & par la fuivante des propriétés des
Eaux de d'Acqs, il paroît qu'elles font fpé-

cialement appropriées pour les paralyſies &
les maladies des nerfs.

# HUITIE'ME OBSERVATION.

Cette obſervation eſt de Mr. Dupont fils,
Médécin à Tartas, qui a eu la bonté de me la
communiquer ; on verra facilement, par la
lecture, qu'il eſt auſſi bon Obſervateur que
Phiſiologiſte habile.

Une femme de Tartas, nommée Jeanne
Jonc, âgée de 37 ans ou environ, d'un tempérament ſec, vif & ſanguin, ſe trouvant au
mois de Juillet de l'année 1747, chez ſa ſœur à la
Campagne, Paroiſſe voiſine du Mont-de-
Marſan, étoit un jour aſſiſe ſur une chaiſe,
tenant un petit enfant ſur ſes genoux, lequel
lui ayant échapé, lorſqu'elle y penſoit le
moins, & étant tombé rudement, elle ſe pen-
cha tout de ſuite du côté droit pour le rele-
ver. Lorſqu'elle voulut ſe redreſſer, elle ſen-
tit une douleur extréme, qu'elle rapportoit au
côté externe de l'épine anterieure ſuperieure
de l'os des Iſles, vers le grand Trochanter,
& qui s'étendoit poſterieurement vers le milieu du femur, juſqu'à la crête du Tibia, &
à la partie ſuperieure du Peroné, ſe terminant
à la partie inferieure du même os. (*) La ſié

______

(*) Depuis ce moment il ne lui fut plus poſſible de
faire le moindre mouvement du côté où l'effort avoit
porté ſans être aux hauts cris.

vre fuivit de près la vivacité de cette douleur. La faignée fut pratiquée plus d'une fois
inutilement, de même que les lenimens & les
fomentations de toute efpéce, pendant l'efpace de près de trois mois, que cette pauvre
femme fut conftament fur le grabat. Le peu de
fuccès de tous ces fecours, la détermina à fe
faire porter à d'Acqs, pour y prendre les
Bains & les Boües; ils lui réuffirent mal dans
le commencement, fans doute, parce qu'elle
n'y avoit pas été préparée, comme il con-
venoit. Elle les difcontinua & reçut les pré-
parations néceffaires, après quoi elle en reprit
l'ufage. On eut la fage précaution de la faire
paffer fucceffivement, & pendant un tems
fuffifant, des Bains doux, aux feconds qui le
font moins, avant d'en venir aux Boües, que
la longueur de la maladie & la délicateffe du
fujet indiquoient; à la faveur de cette methode, on garantit la malade des troubles qu'elle
avoit effuyé dans le premier traitement. Elle
prit les Boües le tems ordinaire, & au moyen
des fueurs abondantes qu'elles procurerent,
& qui continuerent pendant plufieurs jours,
depuis fon retour à Tartas, elle fe trouva en-
tierement delivrée de fes douleurs, & recouvra
parfaitement la liberté du mouvement de la
cuiffe & de la jambe, fans qu'il ait été queftion
d'aucune rechûte.

# REFLEXIONS

## Du même Mr. Dupont.

Ce cas, qui a beaucoup de rapport avec une observation que j'ai entendu rapporter à feu M. Hunaut dans ses leçons publiques, & qui exerça beaucoup la sagacité de ce grand Anatomiste, n'est peut-être pas aisé à expliquer. Je ne sçai, Monsieur, si je me suis trompé, en l'attribuant à une extension subite & forcée du Fascia-lata, qu'il y a lieu de présumer être entré en contraction, dans le tems que les autres, où la plupart des autres muscles de la cuisse, qui concourent avec lui, soit comme modérateurs, soit comme congenerés aux mouvemens de rotation de cette partie, se trouvoient dans l'inaction; & en regardant la douleur vive & opiniâtre, qui suivit immédiatement l'effort dans toute l'étendue de la cuisse & de la jambe, uniquement dépendante, de même que la fiévre, du tiraillement que souffroit toute la portion membraneuse du Fascia-lata, qui fournit, selon l'observation du célébre M. Vinslow, une espéce de guaine aux muscles de la cuisse & de la jambe, il u'est pas surprenant que les Bains & les Boües d'Acqs ayent procuré la guerison dont il s'agit, à raison de leur vertu tonique & balsamique; & il n'est pas douteux qu'elle ne foit une fuite du relâchement furvenu aux fibres de tout genre, qui compofent ce mufcle membraneux & poncrotique, dont le reffort avoit été forcé; ce que les autres moyens qu'on avoient mis en ufage n'avoient pu opérer, parce qu'à la faignée près, qui eft le relâchant par excellence, ils n'agiffoient en partie que comme ftimulans, & de maniere à augmenter plutôt l'érétifme & la conftriction fpafmadique des fibres des parties affectées.

Les Lettres fuivantes font copiées d'après les originaux; j'aurois cru manquer à la fidélité, fi j'y avois changé quelque chofe. Quant à ce qu'il y a d'exageré dans les loüanges qu'elles contiennent, on les regardera, fans doute, comme un effet de la politeffe de leurs Auteurs, & le Public fçaura bien, fans que je m'en mêle, les réduire à leur jufte valeur.

---

# PREMIERE LETTRE.

J'Ay appris, Monfieur, que vous deviez faire réimprimer votre Ouvrage fur les Eaux Thermales d'Acqs. Le rang honorable qu'il tient dans le Dictionnaiae Univerfel de Médécine; l'affociation qu'il vous a mérité à une célébre Académie, & l'éloge qu'en a fait l'illuftre M. de Secondat, dont le fuffrage éclairé entraîne celui de tous les Connoiffeurs

en matiere de Phyſique & d'Hiſtoire naturelle, ne me permettent point de douter que
cette ſeconde édition ne ſoit auſſi favorable-
ment accueillie, que le fut la premiere. Je
ſuis perſuadé d'avance, Monſieur, qu'elle ne
pourra qu'être très-utile & très-intéreſſante
par les nouvelles decouvertes que vous avez
fait. Vous ne laiſſerez ſans doute rien à déſi-
rer, ni ſur le degré de chaleur que poſſedent
vos Eaux, ſoit à leur ſurface, ſoit à la bou-
che de la ſource, ſelon les différens Thermo-
métres qu'on employe pour ces ſortes d'é-
preuves, ni ſur le caractere particulier du ſel
qu'on en retire par l'évaporation : vous ſça-
vez mieux que moi combien cette derniere
recherche eſt importante, & quelle ſcrupu-
leuſe exactitude elle exige, pour déterminer
d'une maniere préciſe leur véritable maniere
d'agir, ſur tout intérieurement ; mais ce qui
rendra cette nouvelle édition infiniment pré-
cieuſe, ce ſeront les exemples de cures opé-
rées par vos Bains & par vos Boues qu'elle
renfermera : il n'eſt pas des moyens plus aſſuré, Monſieur, pour ajouter à la célébrité que
votre premiere diſſertation leur avoit acquis,
& mettre dans le plus grand jour, les ingé-
nieuſes & ſçavantes œthiologies, d'où vous
déduiſez d'une maniere ſi claire & ſi analyti-
ques leurs merveilleuſes proprietés : comme
il n'eſt point de Médécin dans cette Province à qui votre eſſai ne ſoit connu, je ſuis per-

ſuadé

fuadé auffi qu'il n'en eft point, au moins de ceux qui l'auront lû avec un efprit degagé de préoccupation & d'intérêt, qui ne foit convaincu de toute la juſteffe, & de la folidité des principes que vous y établiffez, & à qui l'expérience (ce guide toujours fûr, quand il eft accompagné d'une notion exacte du mécaniſme animal) n'ait appris qu'il eft peu de piſcines dans cette contrée auffi falutaires, que l'eft celle d'Acqs. Mon cher pere, dont une pratique de plus de 56 ans femble accréditer le fuffrage, m'a affuré en avoir toujours éprouvé l'efficace dans les divers cas que vous indiquez; & fi le mien pouvoit être de quelque poids, il me feroit aifé de vous faire part, fi vous le fouhaitiez, Monfieur, de plus d'une obfervation. Depuis vingt ans que j'exerce la Médécine, & que je fuis chargé du foin de l'Hôpital de nôtre Ville; j'ai envoyé à vos Bains & à vos Boües plufieurs perfonnes de tout âge & de tout fexe, qui fe trouvoient dans le cas de rhumatifmes, d'engourdiffement, de paralyfies, & de nerfs-foulure, & j'ai eu la douce fatisfaction de les voir revenir parfaitement guéries. Ce qui n'a fait que confirmer l'idée que j'avois, longtems même avant que votre Ouvrage ne vit le jour, de la vertu tonique, balzamique, & réfolutive de vos Bains & de vos Boües; effets fur lefquels on pourra toujours compter, quand l'ufage qu'on en fera, fera dirigé par un Maî-

G

tre de l'Art entendu ; car il eſt ſenſible qu'il ne ſçauroit être que très-pernicieux , ſi on avoit l'imprudence de les preſcrire à des ſujets , dont les ſolides fuſſent trop tendus , & les fluides trop vifs , ou acrimonieux ; & il n'eſt pas moins évident que dans les cas où ils conviennent le mieux , on ne ſçauroit apporter trop d'attention pour en varier le degré de chaleur ſelon la diverſité des circonſtances , & prévenir par-là les ſuites fâcheuſes qu'entraînent des ſueurs trop abondantes , ſur tout dans des ſujets dont le genre nerveux eſt délicat.

Au reſte, je n'ai pas encore preſcrit intérieurement vos Eaux ; mais je ne doute point qu'elles ne réuſſiſſent très-bien contre la plupart des indiſpoſitions pour leſquelles vous les conſeillez , ſur-tout certaines maladies de l'eſtomach qui reconnoiſſent pour principe l'affoibliſſement du ton des fibres de ce viſcére. Le ſuccès que j'ai vû plus d'une fois dans pareils cas de celles de Prechac , qui leur ſont analogues, me le fait juger ainſi.

Je ſuis , &c.          D U P O N T, Fils.

*A Tartas le 3 Février 1753.*

# SECONDE LETTRE

*De M. Maupoey, Médécin d'Orthez.*

MONSIEUR ET CHER COLLEGUE,

Je suis bien sensible à l'invitation que vous me faites pour vous faire part de mes observations sur les sources de votre Ville, qui se bornent à deux, sur la tête de deux jeunes enfans, qui étoient affligés dès leur naissance d'une foiblesse aux jambes, que j'envoyai aux Boües, le premier il peut y avoir quatre ou cinq ans, & le dernier il y a deux ans. Je me suis apperçu que ces Boües ont fortifié les muscles & les tendons de ces Parties à un point qu'ils s'appuyent & marchent aujourd'hui avec aisance. Je suis mortifié de ne pouvoir pas vous fournir quelque chose de plus étendu. Je vous prie de me faire la justice de croire que je suis, &c.

MAUPOEY.

*A Orthez le 13 Avril 1753.*

G 2

# TROISIÉME LETTRE.

*VOICI une Lettre de Mr. Larrouture Médécin à Orthez, où il fait la Médécine depuis quelques années avec un succés qui répond parfaitement aux espérances qu'on avoit conçû de ses heureux talens. Auparavant il avoit déjà servi en qualité de Médécin dans l'Armée a'Italie; j'ai cru cette remarque necessaire pour faire voir qu'on ne doit pas prendre au pied de la lettre ses expressions trop modestes.*

COmment m'accommoderai-je avec vous sur mon retardement à répondre à la lettre que vous m'avez fait l'honneur de m'écrire il y a déjà plus d'un mois? m'en croirez-vous, & regarderez-vous comme une raison ou comme un prétexte si je vous dis que le tems que j'ai peu dérober à mes affaires particulieres, je l'ai donné tout entier à mes malades? Les sentimens que vous me connoissez pour vous, & ma réconnoissance en sont garants; & j'ose me flatter que vous en êtes assez instruit pour ne m'avoir pas soupçonné de négligence à votre égard.

Vous me demandez dans cette lettre les observations particulieres que j'ai pu faire sur les Eaux de d'Acqs ; je vous avoüe que j'en fuis bien glorieux , & m'imaginer qu'un Médécin de votre réputation & qui la mérite fi bien, me croye en état d'obferver , eft pour moi une idée bien flateufe ; je fçai que beaucoup de gens quelque nombre de malades qu'ils voyent, ont le malheur de voir bien peu de maladies, & j'efpere d'en être diftingué dans les fuites, puifqu'à mon âge vous me demandez compte de celles que j'ai peu obferver.

Je commence par vous faire un aveu fincere , que prévenu par la lecture que j'avois fait de votre Ouvrage fur la Nature des Eaux de Terfis ; j'y envoyois tous les malades chez qui je trouvois les indications que vous m'avez enfeigné à remplir par le moyen de ces Eaux. Plufieurs par mon confeil ont été y chercher une guérifon parfaite, & prefque tous des foulagemens confidérables ; ces fuccès & votre autorité me confirmoient dans la réfolution de ne pas changer pour des maladies de la même efpéce, de lieu ni de methode ; je ne dois qu'au hazard l'envie de connoître les Baignots : voici comme la chofe fe paffe.

Il y a trois ans que je fus appellé pour voir un Payfan à Naffiet que je trouvai attaqué d'un rhumatifme univerfel , des douleurs les plus vives dans toutes les parties du corps, qui fe

faiſoient ſentir également dans le milieu des
muſcles & dans les articulations ; une impoſſi-
bilité preſque abſolue de faire aucun mouvement que j'attribuai plus à la grande douleur
qu'à l'obſtruction des nerfs, une fiévre véhé-
mente que je n'avois jamais obſervé dans pareille maladie , étoient les ſymptomes qui la
caractériſoient ; j'ordonnai la ſaignée qui fut
copieuſe & dont il ne ſe trouva pas ſoulagé ;
ſon ſang fut diſſout dans la palette dans très-
peu de tems, & cela me confirma dans l'idée
que j'avois pris des autres ſymptomes ; j'ordonnai une ſeconde ſaignée deux heures après
qui calma la fiévre & diminua conſidérable-
ment les douleurs vives que reſſentoit le malade au côté droit ; mais ce ne fut que pour lui
rendre infiniment plus ſenſibles celles qu'il reſſentoit au côté gauche ; je n'oſai me déterminer encore ni aux purgatifs, ni aux ſudori-
fiques ; je craignois la trop grande diſſolution
des humeurs & leur acrimonie ; & dans cette idée je me déterminai à les préparer par
les anodins & quelques abſorbans ; je connoiſ-
ſois le danger d'en uſer avant les purgatifs ,
mais tout jeune que je ſuis, j'ai appris à aller
quelquesfois contre les régles ; je n'y fus pas
trompé , le malade ſe trouva fort bien de leur
uſage , & lorſque je crus que la tumeur des
parties n'étoit plus ſi conſidérable , puiſqu'il
n'y avoit plus que des douleurs ſupportables ;
je purgeai mon malade & lui fis uſer d'une ptiſan-

ne fudoriffique; peu de jours après tout fut affez
calme pour me déterminer à l'envoyer à Tercis mes Eaux favorites; le malade fut mis dans
une Charrette, fes facultés ne lui permettant
pas d'avoir une autre voiture; il y fut pendant un quart d'heure affez tranquille, mais
après ce tems fes douleurs fe renouvellerent
& devinrent auffi violentes que la premiere
fois; il fut obligé d'arrêter à une lieuë de
l'endroit d'où il étoit parti; il m'envoya un
exprès, je ne pus me rendre auprès de lui,
parce que j'étois retenu auprès d'un malade
de diftinction; j'ordonnai une ou deux faignées
fuivant l'obftination de la douleur. Elles furent faites toutes deux, & le mirent en état
de continuer fa route le lendemain. Il fut
jufqu'à Auro où les mêmes douleurs revin-
rent avec tant de force, qu'il fut encore obligé d'arrêter; il s'y rencontra quelqu'un qui
venoit des Eaux de d'Acqs, & qui touché de
l'état de ce miférable, lui en parla & tacha
de le déterminer à les préférer à celles de
Tercis; il lui parla de l'expérience qu'il venoit d'en faire; il lui répréfenta qu'il en étoit
plus près, que les chemins étoient plus beaux
& qu'il auroit dans votre Ville plus de fécours
que dans le trou de Terfis: toutes ces raifons,
mais plus encore tout ce qu'il fouffroit, dé-
terminerent mon homme, il s'en va à d'Acqs
& en arrivant fe fit mettre dans le Bain fans
obferver aucune des précautions que je lui

avois recommandé ; c'étoit un jour de répos & le lendemain un purgatif que je lui avois dit de prendre ; son état le força de choisir le plus court parti : il demeura dans le Bain chaud environ demi-heure, & il fut surpris bien agréablement que les personnes qui l'en tirerent ne lui fissent aucun mal. Il soupçonna que c'étoit l'usage où elles étoient de remuer des malades ; & ce ne fut qu'après avoir sué pendant deux heures dans son lit, & avoir bien réflêchi sur son état, qu'il osa croire que réellement ses douleurs avoit diminué considérablement. Je sens que je suis trop long : abregeons, Monsieur, cet homme demeura à d'Acqs dix jours, pendant lesquels il prit dix bains, se frottoit & se faisoit frotter tous les jours des bouës de vos Bains ; cet homme à qui la maladie avoit rendu le corps courbé, & l'une des mains fort crochue, qui à peine pouvoit supporter le mouvement de la Charrette sur des bons lits de plume, se retira dans un jour à pied de d'Acqs à Nassiet, le corps bien droit & les mains bien libres ; il y a pourtant six bonnes lieuës, & vint à Orthez deux jours après à pied encore me conter son histoire. Je l'exhortai beaucoup à aller se laver dans sa piscine toutes les années, il le fit l'année passée qu'il commençoit d'avoir quelque menace, il y trouva les mêmes secours ; il n'y a pas été cette année parce qu'il a toujours joui d'une santé robuste, & que les Paysans ne sça-

vent pas faire des remedes de précaution.
Terfis auroit peut-être produit les mêmes effets, mais c'eſt un peut-être, & le fait eſt
que d'Acqs a opéré cette eſpéce de miracle;
enhardi par cet événement, je réſolus d'en
profiter, & ſans donner encore le deſſus aux
Baignots, je voulus au moins chercher à me
confirmer dans l'idée où je commençois d'être
que ces Eaux valoient bien celles de Terfis ;
j'eus occaſion d'y envoyer pour la même maladie pluſieurs perſonues de Tilh & des environs, entr'autres Mademoiſelle Duruthy de
Tilh, un certain Hourty de Caſtelarbe, &
pluſieurs autres qui rendroient ma Lettre un
recueil d'obſervations, ſi leurs maladies n'euſ-
ſent été du même caractere, elles ne diffé-
roient que par la violence de leurs ſymptomes, & toutes y ont été abſolument gueries ;
cette Lettre déjà ſi longue, doit l'être encore d'avantage par le narré fidelle de ma
maladie, & de la cure qu'en ont opéré vos
bains ; encore un coup ſi vous me trouvez
trop long accuſez en la matiere ; vous avez
été témoin, Monſieur, en partie de ce qui
s'eſt paſſé, & malgré les raiſons que j'avois
de me louer des Eaux de d'Acqs, mes an-
ciennes préventions pour celles de Terfis
me ſurmontoient; j'avois réſolu de les préférer, vous m'avez forcé de choiſir les vôtres,
vous m'avez forcé de guérir d'une maladie
qui m'effrayoit, & dont vous-même avez fai-
un cas infini; pluſieurs perſonnes de diſtinct-

tion ont été témoins comme vous de mes attaques & de ma guérifon, mais il y en a peu
qui en connuffent la caufe, elle eft fi douteu-
fe, qu'il faut pour la découvrir, les réflexions
d'un praticien comme vous; je vais entrepren-
dre de vous en faire l'hiftoire, je la dois par
reconnoiffance aux Eaux de d'Acqs qui m'ont
guéri, & à vous qui m'en avez confeillé l'ufage.

Vers le mois de Juin l'année paffée, je fentis au côté gauche vers l'hipocondre immédiatement fous les fauffes côtes, un leger engourdiffement qui n'occupoit que l'efpace qui
auroit été couvert par un écu de fix livres,
je dis leger par rapport à fon étendue & à fa
durée; il paffoit dans ce premier tems dans
moins d'une minute; par rapport à lui-même
il étoit total dans la partie qu'il occupoit : je
là pinçois fans menagement & fans que je
le fentiffe, & fi j'avois eu la fermeté de pi-
quer la partie avec une épeingle, je fuis perfuadé que je ne l'aurois pas fenti non plus;
j'ai dit qu'il ne duroit pas même une minute,
mais quelquefois il revenoit dans un quart-
d'heure, quelquefois dans demi-heure, & fouvent j'avois trois ou quatre heures de relâche;
de façon que pendant trois ou quatre jours
que duroient ces attaques; j'en effuyois par jour
quelquefois vingt, & quelquefois plus ou
moins; il fe paffa quatorze ou quinze jours
fans autre attaque, j'avois même oublié que
j'en euffe jamais eu, & je n'avois attribué
ce que j'avois fenti qu'à quelques après - fou-

pées, que j'avois paſſé pour prendre le frais
aſſis ou couché ſur l'herbe ; j'avois imaginé que
cet engourdiſſement pouvoit être l'effet de
quelque partie de la tranſpiration arrêtée ; que
la matiere que j'imaginois engorgée dans les
Vaiſſeaux qui ſervent à ſon exaction preſſoit
les filets nerveux qui ſe trouvent dans cette
partie , & empêchoit par cette preſſion le cours
libre des eſprits auſquels on veut qu'ils ſervent
de couloir ; j'eſperois que la nature ſe déli-
vreroit elle-même, & le tems que j'avois paſſé ſans rien ſentir me laiſſoit ſans crainte pour
l'avenir ; je fus bien-tôt forcé de revenir de
cette idée ; un jour en meveillant je ſentis le
même engourdiſſement du même côté & ſur
la même partie, il occupoit beaucoup plus
d'eſpace, & à peine toute ma main l'auroit
couvert, il dura même plus long-tems & pouſ-
ſa juſqu'à environ deux minutes, toujours prévenu que c'étoit un embarras dans les Vaiſſeaux excretoires de la tranſpiration , je réſolus de les ébranler & d'augmenter le mouvement des liqueurs ; j'en eus le même jour l'occaſion, je fus appellé pour voir pluſieurs malades dans la Chaloſſe, & je fis bien ce jour-
là ſept lieuës à Cheval, j'en eus dans la route
trois attaques à trois heures l'une de l'autre,
elles ſe rendoient toujours conſidérables de
plus en plus & pour l'étenduë & pour la durée ; juſqu'alors elles ne m'avoient gêné en
rien , mais dans ces dernieres attaques je fus

obligé d'arrêter mon Cheval, de me courber
fur le côté affecté , & de le comprimer for-
tement ; dans la derniere l'engourdiffement fe
porta fur toute la feffe gauche , & caufa dans
la moitié du fphincter de l'anus une efpéce de
contraction ou de convulfion qui auroit été
douloureufe fi l'attaque n'avoit précifément
fini lorfqu'elle fe fit fentir dans cette partie ,
car je dois vous obferver que toujours elle
commençoit dans la même partie & prefque
dans le feul point où avoit commencé les dernieres, &de là s'étendoit fucceffivement jufqu'à
la partie où elle alloit finir tout d'un coup ;
la nuit m'ayant furpris je fus obligé de cou-
cher à Amon , Madame la Marquife de Sempé voulut que j'euffe l'honneur de fouper avec
elle , je n'ai jamais tant mangé ni avec tant de
goût ; vous trouverez que ce n'eft pas fe con-
duire en Médécin, ou peut-être que c'eft trop
en fuivre les ufages ; quoiqu'il en foit , j'eus
une attaque à Table , je me gênai pour que
Madame de Sempé & Mademoifelle d'Aurice
qui y étoit auffi ne s'en apperçuffent, j'y réuf-
fis , & cette attaque qui fut égale à la derniere pour l'étendue , ne dura pas auffi d'avantage ; je me retirai chez mon beau-pere , &
toujours prévénu qu'il me falloit du mouvement, je réfolus d'aller le lendemain à la chaffe , je me levai affez bon matin après avoir
fort bien dormi , j'étois occupé à faire
n'étoyer un fufil lorfque je fus encore affailli ;

il sembloit que l'attaque se revenchat par sa
violence du relâche qu'elle m'avoit donné ;
en effet, celle-ci fut si considérable que je crus
périr ; elle partit comme les autres de l'hypo-
condre gauche , elle s'étendit assez propte-
ment en haut sur les muscles pectoraux du
même côté , pardevant jusqu'au Sternum ,
& parderriere jusqu'aux Vertebres ; elle gagna
tout le bras, la moitié du col & toute la jouë gauche ; par bas , toute la cuisse , toute la fesse ,
exactement la moitié du sphincter de l'anus , la
moitié du scrotum & la moitié de la verge , j'eus
pendant tout le tems qu'elle dura une oppres-
sion considérable , je ne perdis pourtant jamais
la connoissance, ni la facilité du mouvement
même dans les parties affectées , & ce fut la
liberté que j'avois de penser qui me permit
de faire pendant le tems de l'attaque , des
réflexions qui me firent trembler pour les suites qu'elle devoit avoir ; elle finit pourtant tout
d'un coup trois minutes après avoir commencé ;
notez que je sentis ici dans le tems que l'attaque s'étendoit en haut & en bas une espéce
de mouvement confus comme du sang, ou de
quelqu'autre humeur embarrassée dans les in-
terstices des muscles d'où elle tâchoit de s'é-
chapper & qui me causoit une très - forte douleur, sourde pourtant,& dont je ne sçaurois donner aucune idée, qu'en disant que celle qu'un
sang dans la crampe est de la même nature au
dégré de violence près la mienne, étant beau-

coup plus vive, je ne fongeai plus à aller à la chaffe, je voyois que mes accidens étoient ferieux, & s'ils alloient toujours en augmentant comme ils l'avoient fait jufqu'alors, je défefperois du rétour de ma fanté, je me mis au lit & me fis faigner du pied, j'avois réfolu de me faire vomir demi-heure après la faignée, mais comme elle m'éprouva beaucoup, je retardai de prendre l'émétique un peu trop ; j'eus à une heure après-midi une autre attaque, mais celle-ci fut & plus longue & plus étendue que les autres, elle embraffa toujours le côté gauche jufqu'à la plante du pied, & jufqu'au fommet de la tête, je crus mourir vingt fois dans quatre minutes qu'elle dura, elle me laiffa dans un grand accablement : voilà tout le refte de mon courage, parce qu'elle m'ota toute efpérance, je voulus pourtant faire honneur à la Médécine en affeétant d'en attendre du fécours, je fus émétifé & purgé le lendemain ; j'appellai à mon fécours Mr. Lucat notre Confrere dans les lumieres de qui j'ai raifon d'avoir de la confiance ; il fut réfolu d'ufer des diaphoretiques, des apéritifs legers, de quelques bains domeftiques, & Mr. Lucat travailla fur-tout à guérir mon imagination, elle étoit bien frappée ; nous verrons fi j'avois tort : j'imagine qu'à la leéture de ce grand nombre d'attaques, vous avez pour arriver à la fin la même impatience que j'avois moi-même lorfque je les fupportois, elles m'ennuyoient pourtant plus qu'à

vous, foyez en fûr, & vous aurez s'il vous
plaît la bonté d'effuyer la lecture des dernieres, j'étois à d'Acqs lorfqu'elles m'arriverent,
& vous avez été préfent à quelques-unes, il
s'en faut bien qu'elles fuffent auffi violentes
que les autres ; dois - je cette diminution à
l'Emétique & au purgatif que je repris par votre
ordre, ou à l'ufage de quelques Poudres ce-
phaliques que vous me confeillâtes auffi de
prendre ? Je le croirois fi la premiere & la fe-
cunde attaque qui ne furent pas violentes, n'a-
voient précédé l'ufage de ces rémédes ; quoiqu'il en foit, j'en eus dans l'efpace de deux
jours environ huit ou neuf attaques, mais
avec ceci de particulier qu'elles ne partoient
plus de l'hipocondre, mais bien de la cuiffe,
je fentois d'abord une très-légére convulfion,
qui me laiffa fur cette partie l'engourdiffement
ordinaire, les frictions que j'y faifois & que
j'y faifois faire ne fervoient qu'à étendre plus
promptement cet engourdiffement, & comme je reflechiffois fur tout, j'en cherchois la
caufe ; je me rappellai fans rien approfondir
que j'avois lu dans des bons Auteurs qu'on
avoit arrêté quelquefois des attaques épi-
leptiques par des ligatures quand elles partoient des endroits fur lefquels elles pouvoient être pratiquées ; vous me voyez toujours entêté de cette maladie ; que voulez-
vous, Monfieur, ce n'eft pas le nom de la
maladie que je crains, je ne fuis effrayé que
de fes fuites ; je vais m'expliquer bien - tôt,

dans quelques allarmes que je fuffe pour la nouvelle attaque que j'étois accoutumé d'attendre, mais que je ne craignois pourtant pas moins, il me fembloit que j'étois impatient de la voir arriver pour éprouver ma nouvelle reffource ; elle arriva bien-tôt , & fi vive que j'en perdis la moitié de mon courage, je confervai pourtant mon fens froid ; j'avois préparé plufieurs ligatures, je me ceignis la cuiffe quatre travers de doigt au-deffus de l'endroit où je me fentois la convulfion, je preffai avec plus de force à mefure qu'elle s'étendoit jufques fur la ligature, & je fentis très-fenfiblement que ma ligature empêcha toute forte d'impreffion de fe communiquer aux parties qui étoient au-deffus de l'endroit où elle étoit pofée ; je fus encouragé par ce fuccès à ferrer encore plus fort, & l'ennemi pour lors arrêté fur fon paffage prit une autre voye, l'engourdiffement fe communiquoit aux parties inférieures qui n'avoient point été de la partie dans ces dernieres attaques ; je n'en fus pas la dupe, animé par l'avantage que je croyois avoir, je fis faire une forte ligature au-deffous du genoux où je fentis l'engourdiffement arriver, & où la convulfion commençoit à fe faire fentir ; l'humeur ou ce qu'il vous plaira, enfermée entre ces deux ligatures, fit des efforts inutiles pour paffer outre, je fentis que l'attaque finiffoit , & que certainement je l'avois retenue ; vous arrivâtes quelque tems après, Monfieur, vous me trouvâtes

tes dans des tranſports de joye, vous m'en félicitâtes, & j'imagine que vous crûtes que j'en tirerois au moins l'avantage de guérir mon imagination par l'eſpérance que me donnoit celui que j'avois ou que je croyois avoir ſur la maladie, vous me parutes pourtant être bien contant de l'eſſai que je venois de faire, & vous continuâtes de m'exhorter à profiter de l'occaſion où j'étois de prendre les bains à d'Acqs; il me ſembla même que depuis que vous aviez été témoin des ſimptomes dont je ne vous avez fait que le détail; vous étiez plus aſſuré dans les raiſons que vous me donniez pour me faire préférer d'Acqs à Terſis, & vous fûtes pour moi un exemple pour m'apprendre de quelle conſéquence il eſt pour un malade qu'un Médécin qui lui or-ne des rémédes, le faſſe avec aſſurance & fer-meté; je me déterminai pour le lendemain à prendre vos bains; dans le reſte de la journée j'eus encore pluſieurs attaques, mais qui fu-rent toutes arrêtées par les mêmes moyens, avec ceci de ſingulier que me croyant maître de leur étenduë, je les renfermois entre les deux ligatures dans l'inſtant de leur naiſſance, & empêchois par là qu'elles n'occupaſſent qu'un très-petit eſpace; je dois même vous remarquer que dans une de ces attaques, lorſ-que je croyois qu'elle avoit fini; j'otai un peu trop bruſquement les ligatures, je ſentis tout-à coup l'engourdiſſement ſe répandre avec beaucoup plus de promptitude en haut & en bas qu'il ne l'avoit fait encore, je remis vîte mes ligatures quatre travers de doigt au-deſ-ſous & au-deſſus de l'endroit où il étoit par-venu, & il me fallut le même tems pour en voir la fin, qu'il m'auroit fallu ſi elle n'eut fait que commencer; ceci ne pourroit-il pas favoriſer les expoſitions de Willis? ce ſeroit ici le lieu d'en parler, mais ce n'eſt pas une differtation que je fais, c'eſt une Lettre, hé-las, qu'elle eſt longue! n'importe, elle n'eſt pas encore finie, allons toujours au moins juſ-qu'à ce que nous ſoyons revenus des Baignots, j'y fus le lendemain, j'y pris mon premier bain, & ſucceſſivement j'en pris ſept ou huit ſeulement dans l'eſpace de dix ou douze jours, ils me firent aſſez d'effets, j'y ſuai pour la premiere fois de ma vië, j'y étois avec plai-ſir, & il falloit toujours que le Baigneur me preſſat d'en ſortir; je n'ai eu depuis ce tems-là que des ſimples menaces qui ont diminué peu-à-peu, & abſolument ceſſé depuis le commen-cement de Novembre dernier: voilà, Mon-ſieur, l'hiſtoire longue mais fidéle de mes ac-cidens, & la Rélation d'une maladie auſſi ſin-guliere que je la crois rare; il ſeroit honteux qu'étant Médécin je ne vous hazardaſſe pas quelque choſe de l'idée que j'ai de ſa nature; vous êtes trop habile pour ne pas la corriger ſi elle eſt défectueuſe, & je vous crois aſſez mon ami pour ne pas le vouloir s'il eſt néceſ-ſaire, j'en ferai charmé, je vous réponds de ma docilité, parce que je ne vous propoſe

mes conjectures que pour m'in struire sur une
maladie , qui, quelquefois embarrasse les maîtres de l'art, & je sçai combien il est glorie ux
& utile à un jeune Médécin de soumettre  e s
idées à celles d'un homme connu par ses Ouvrages & les Cures qu'il a operé dans les attaques que j'eus à Amon & dont vous avez fa ns
doute remarqué la violence, je crus reconn oî-
tre les simptomes caracteristiques de l'épilep sie;
je vous répéte encore un coup que le nom
de la maladie ne peut pas m'effrayer; les Médécins mes Confreres que je consultai se font
tous accordés pour dire que je n'avois que des
vapeurs; eh bien, Messieurs, ce ne font que
des vapeurs , c'est donc épilepsie ; la belle
conséquence direz - vous ? que voulez - vous:
c'est une des miennes. Je crois avec de très-
grands Médécins que les vapeurs & l'épilepsie
ne font que la même maladie, qui à la vétité,
a différens dégrés , dans les moins violens l'a-
mour propre des malades l'a faite appeller des
vapeurs , & la complaisance des Médécins
les empêche de lui donner son véritable nom,
ce font ces différens dégrés qui ont fait distin-
güer l'épilepsie en simpatique , & idyopathi-
que; la simpatique qu'on appelle des vapeurs,
n'est pas si violente & part des différentes
parties du corps, felon l'endroit où est contenue la cause qui la produit : en effet, ne
voit-on pas tous les jours que des ulceres sup-
primés , soit aux jambes, soit dans d'autres
parties éloignées, des embarras dans le ven-

H 2

tricule, des obstructions à la rate, dans les glandes du mesentere, des affections de matrice, des vers dans les enfans, &c. font la cause de l'épilepsie ; & ce qu'on appelle vapeurs n'a-t-il pas aussi la même origine ? Oui : mais, me dira-t-on, on ne tombe pas tout d'un coup, on n'écume pas pour parler avec le vulgaire ; souvent on ne perd pas la connoissance, vous-même ne l'avez jamais perdue dans vos accidens ; il est vrai, mais aussi je n'avois pas une épilepsie parfaite ; une épilepsie idiopathique qui vient de la conformation du cervau, ou si l'on veut encore pour me prêter à l'idée commune des abscès, & des tumeurs qui font dans ses ventricules ou des serosités qui les abreuvent, & qui de quelque maniere qu'on voudra l'expliquer, empêchent les fonctions de ce viscere ; en un mot, j'avois des convulsions & des mouvemens convulsifs, qui suivant tous les Auteurs anciens & modernes, font l'essence de l'épilepsie, mais je l'avois simpathique, c'est-à-dire, qu'elle n'étoit que l'effet d'une autre maladie ; quelle étoit donc cette autre affection ? *Hoc opus, hic labor* : je vais pourtant hazarder ma façon de parler, quitte pour m'en dedire.

Mes attaques commençoient ordinairement à l'hipocondre gauche, c'étoit d'abord un simple engourdissement qui a été suivi dans les suites des convulsions & des mouvemens convulsifs ; le siége des convulsions & des mouvemens, est toujours dans le genre nerveux,

& ne sont jamais causés que par l'irritation des nerfs, cette irritation n'a pu être causée dans les nerfs que par leur propre dénudation, ou par quelque matiere qui fut ou extra des nerfs, ou dans leur cavité ; il n'est pas possible de croire qu'elle aye été causée par la dénudation des nerfs, parce qu'au moins elle auroit été plus constante si elle n'avoit pas été continuelle, la même cause dans les mémes circonstances devroit toujours produire les mêmes effets ; on ne peut pas l'attribuer non plus à une matiere qui fut contenue dans la cavité des nerfs, parce qu'en l'y supposant il faut aussi supposer qu'elle y jouit du mouvement qu'on accorde à celle qui y coule, & qu'il seroit singulier d'imaginer qu'elle n'eut jamais causé de plus grands ravages dans le cervau où elle auroit nécessairement dû produire des plus grandes irritations , même jusqu'à causer l'épilepsie idiopathique, c'est donc une matiere qui est extra les nerfs ; Mr. Chatelain dans son Traité des convulsions & des mouvemens convulsifs donne pour premiere cause la lymphe acrimonieuse qui picote les nerfs & y produit ces irritations ; Fréderic Deckers dans les notes & les observations qu'il fait *in praxi barbettiana* reconnoît la même cause pour celle de l'épilepsie, je reconnois la même pour mes accidens ; cette limphe je la suppose ou acrimonieuse par sa nature, ou par le séjour qu'elle a pu faire dans quelque viscere ou dans les glandes du mesentere ; mais me dira-t-on, n'avez-vous pas remarqué s'il y avoit chez vous quelque obstruction, j'avouë de bonne foi que je m'étois examiné & m'étois fait examiner inutilement avec beaucoup d'attention, mais seroit - il bien surprenant qu'à travers un si grand volume de muscles qui forment l'abdomen, on n'eut pas distingué au milieu de tant de glandes, quelques embarras dans quelques-unes qui se trouvoient peut-être couvertes par d'autres bien libres & bien dégagées; d'ailleurs il falloit si peu de matiere pour produire tous ces effets, que je ne puis croire que quelqu'un qui connoîtra la délicatesse des parties qui en étoient le siége, en soit surpris. Cette matiere developée ou par le ressort des glandes qui ne pouvoient pas encore l'avoir perdu tout entier ou par quelqu'autre cause qu'on voudra imaginer, piquoit le premier rameau du nerf qu'elle rencontroit, y causoit cette irritation qui se portoit plus ou moins loin, suivant la quantité de la matiere qui la causoit, ou sa qualité plus ou moins acre, & suivant encore le plus ou moins d'obstacles qui s'opposoit à sa communication, je dis suivant le plus ou moins d'obstacle, &c. parce je crois que je lui en ai opposé d'invincibles par mes ligatures, je compare les nerfs dans cet état à des cordes de violon que l'on pince pour y former des vibrations qui ne passeront pas le point d'appui de ces cordes, & pour bien qu'on rapproche ces deux points & que l'on pince

vivement, les vibrations feront toujours contenues entre les deux points, ou bien il ne
s'en formera presque pas, comme je l'ai éprouvé dans mes attaques quand je les ai renfer-
mées de fort près entre les deux ligatures, mais
d'ailleurs, Monsieur, quel a pû être l'effet des
Bains dans ces circonstances ? c'est de redonner le ton aux folides , d'augmenter le
mouvement des fluïdes , de les dégorger
par conféquent , d'adoucir leur acrimonie
& de porter généralement dans toute la
maffe de la circulation , le baume que vous
m'aviez promis que j'y trouverois , & dont
je fuis perfuadé que vous attendiez ma guérifon ; c'est trop , Monfieur, vous ennuyer,
vous avez cru ne rien rifquer en demandant à
un jeune-homme des obfervations : vous voilà
bien attrappé , je vous envois des pancartes ;
fi j'avois le bonheur d'être auprès de vous ,
j'apprendrois à être Laconique , j'y apprendrois mon metier, & j'y gagnerois de plus
l'avantage de vous convaincre dans toutes les
occafions qu'on ne peut rien ajouter au véritable refpect avec lequel j'ai l'honneur d'être,
&c. LARROUTURE Médécin.
*A Orthez, le 16 Mars 1753.*

A tous ces témoignages, nous allons ajouter
un fait bien authentique, puifqu'il réfulte d'une
enquête juridique faite devant le Sénéchal de
cette Ville, le 19 Juin 1751. Les perfonnes
qui voudront s'en convaincre par leurs pro-

pres yeux, trouveront cette enquête au Gref-
fe du Sénéchal, où l'original demeure consi-
gné; elles en trouveront encore chez moi une
expédition en forme.

Jean Mosa ayant été attaqué à la suite d'une
fiévre maligne, d'une tumeur énorme au genoux, qu'on fut obligé d'ouvrir le huitiéme
jour à la partie supérieure & laterale interne,
pour en évacuer le pus qui s'y étoit formé;
après cette opération, il fallut en faire une
pareille à la partie inférieure & laterale interne de la cuisse, à cause de la tumeur prodigieuse de cette partie, qui avoit formé un autre abscès; à ce second, en succeda encore un
troisiéme; les deux derniers furent cicatrisés
avec le tems; mais le premier fut rebelle à
tous les soins de la Chirurgie qui employa
pendant un an toutes les ressources de l'Art.
Le malade désesperant de guérir par cette voye, se détermina à venir prendre les Bains
dans cette Ville; lorsqu'il y arriva, il avoit
outre l'ulcere dont on a parlé, la cuisse,
la jambe & le pied d'une grosseur prodigieuse; au septiéme bain, il s'étoit deta-
ché trois squilles d'os, l'ulcere qui étoit callus
dans ses bords, s'étoit détergé; les enflures
dissipées presque totallement, & l'usage de la
jambe rendu au malade.

Parmi les témoins de cette enquéte, il y a
un Médécin & un Chirurgien, qui déposent
avoir vu le malade avant & après l'usage des
bains, & qui attestent le fait tel qu'il est rap-
porté ci-dessus.　　F I N.